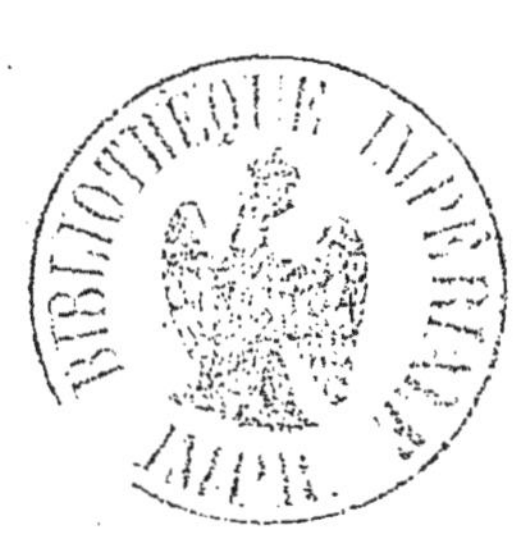

MÉMOIRE

SUR

L'ANGINE ÉPIDÉMIQUE,

OU DIPHTHÉRITE.

Imprimerie de P. É. BRÉDIF, à L'AIGLE (Orne).

MÉMOIRE

SUR

L'ANGINE ÉPIDÉMIQUE,

OU DIPHTHÉRITE,

PAR F.-P. ÉMANGARD,

DOCTEUR EN MÉDECINE DE LA FACULTÉ DE PARIS.

Detecto fonte diagnostico cujuscunque morbi, remedia,
indicationesque curativæ statim manifestantur.

(BAGLIV., *Praxeos med.*, lib. II.)

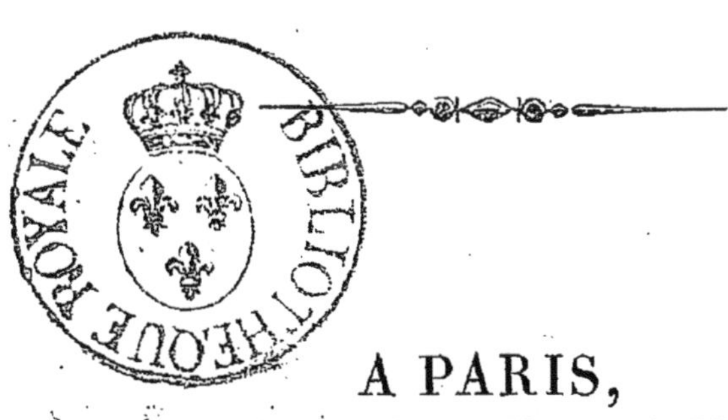

A PARIS,

CHEZ Mlle DELAUNAY, LIBRAIRE,

PLACE ET VIS-A-VIS L'ÉCOLE DE MÉDECINE;

ET A BRUXELLES,

AU DÉPÔT GÉNÉRAL DE LA LIBRAIRIE MÉDICALE FRANÇAISE.

1829.

MÉMOIRE

SUR

L'ANGINE ÉPIDÉMIQUE,

OU DIPHTHÉRITE.

§ I.

Lorsque le fondateur de la médecine physiologique annonça que toutes les fièvres *essentielles* des nosographes se rapportaient à la gastro-entérite simple ou compliquée, les médecins stationnaires crièrent à l'absurdité, lancèrent anathème contre le novateur, et persistèrent à suivre l'ornière dans laquelle ils se traînaient servilement. Ils regardèrent comme honteux d'adopter l'opinion de celui qui venait après eux, et la paresse ou l'entêtement consacra les erreurs qu'ils avaient puisées dans leurs premières études (1). Je n'imitai point ces apôtres de

---

(1) ...... Turpe putant parere minoribus et quæ
Imberbes didicere, senes perdenda fateri.

(Horat., epist. 1*, lib. II.*

1.

l'immobilité : cette proposition devint le sujet de mes méditations, et je fus bientôt convaincu de l'importance de son application. C'est surtout après avoir été témoin de l'épidémie meurtrière de Mayence (1), après avoir observé les désordres que laissait après lui le terrible typhus, que je ne doutai plus que tous les signes qui caractérisaient son invasion, ne fussent ceux d'une inflammation aiguë de la membrane muqueuse des voies digestives. Ce fut donc avec une espèce d'avidité que je lus les ouvrages du professeur Broussais. Les vérités que je soupçonnais devinrent évidentes, et tous les jours ma pratique vint m'apprendre qu'il n'y a de vraie médecine que celle qui a la physiologie pour base. C'est armé de son flambeau que je vais essayer de porter dans l'étude d'une maladie grave, souvent mortelle, une lumière qui, en éclairant sa marche, rendra son traitement plus rationnel : je veux parler de l'angine maligne ou épidémique des auteurs.

Les journaux de médecine ont retenti des ravages exercés par cette maladie dans quelques départemens, et notamment dans celui

____

(1) Fin de 1813 et commencement de 1814.

d'Indre-et-Loire. Un médecin de Tours, M. Brétonneau, écrivit à cette occasion plusieurs mémoires, qui, naguère réunis en un volume, ont été publiés sous le titre de *Traité de la diphthérite.*

J'ai, dans un supplément à mon *Traité pratique du Croup,* fait l'examen critique de cet ouvrage et réfuté toutes les erreurs qu'il contient. Je reprochais surtout à l'auteur de ne s'être attaché, dans les deux premiers mémoires, qu'à établir l'identité de la concrétion pelliculaire de la gangrène scorbutique, de l'angine maligne et du croup, pour arriver à la preuve d'une spécificité phlegmasique, et lui appliquer une nouvelle dénomination. Je le blâmais d'avoir négligé d'assigner le mode d'invasion du stade inflammatoire, qui aurait permis de placer avec avantage le traitement antiphlogistique, comme l'avaient fait avec succès Huxham, Tissot, Planchon, dans des cas semblables. Je soutenais, contre l'opinion de M. Brétonneau, que *la diphthérite* ne différait point essentiellement de l'angine scarlatineuse; j'ajoutais que la *stomacace,* suite d'une gastro-entérite aiguë mal attaquée à son début, pouvait, par son extension, devenir l'angine couenneuse. Je faisais observer que, dans toutes ces affections, l'invasion était marquée par des signes de gastro-entérite, et que la même chose arrivait dans l'angine maligne ou gangréneuse; je citais, pour appuyer cette assertion, les épidémies de 1752 en Angleterre, de 1765 dans le Hainaut, etc., où ces symptômes se manifestèrent constamment au début.

« Si d'autres auteurs, disais-je, ont négligé de décrire les signes importans qui peignaient l'envahissement de la muqueuse de l'estomac et celui sympathiquement déterminé du cerveau, qu'exprimait l'assoupissement ou le délire, c'est que, frappés du danger de suffocation qui menaçait les malades, ils n'ont dirigé leurs recherches que vers la cause physique de ce phénomène ». (1)

J'ajoutais : « Si semblable épidémie s'offrait à mon observation, convaincu que cette phlegmasie ne diffère pas de celles des autres membranes muqueuses, et témoin de l'impuissance des moyens antiphlogistiques quand

____

(1) Mémoire additionnel au Traité pratique du croup, et Examen critique du Traité de la diphthérite, par F.-P. Émangard. Chez Mlle Delaunay, libraire, place de l'École-de-Médecine, à Paris.

déjà la fausse membrane commence à se développer, je chercherais à saisir le *momentum* qui précède cette époque de la maladie, pour placer les saignées locales ou générales ». (1)

Quelque temps après avoir publié cet opuscule, je fus instruit qu'une semblable épidémie régnait dans l'arrondissement de Mortagne (Orne), aux lieux où la Sarthe prend sa source. Je priai le docteur Bianquin, qui exerce la médecine dans cette contrée, de m'adresser une description générale de cette maladie, et de m'indiquer quel était le mode de traitement qui lui paraissait obtenir le plus de succès. J'ai fait insérer sa réponse dans le treizième volume *des Annales de la médecine physiologique*. Il résulte des observations de ce médecin, que, sur plus de trois cents malades qu'il a traités, il a sauvé tous ceux chez lesquels la saignée du bras a été placée au début et répétée du premier au second jour.

Je terminais ainsi les réflexions dont j'accompagnais la lettre de M. Bianquin. « Il « eût été à désirer que le docteur Bianquin,

____

(1) *Loc. cit.*

dans la description qu'il donne de l'angine épidémique, eût dit jusqu'à quel point les signes de gastrite ou de gastro-entérite précédaient ou accompagnaient les symptômes inflammatoires de l'arrière-bouche et de l'isthme du gosier ; mais l'émétique, qu'il employait après les premières saignées, indique assez que, comme dans les épidémies citées dans mon mémoire additionnel, cette circonstance existait ; ce qui donnerait une nouvelle force à cette proposition : que l'angine maligne ne diffère pas essentiellement des phlegmasies cutanées dont l'invasion s'annonce toujours par des symptômes gastriques ».

Cette présomption devint bientôt une certitude. M. Martin, médecin à Moulins-la-Marche, eut la complaisance, vers la fin de septembre 1828, de m'adresser quelques observations de l'angine épidémique, recueillies dans les cantons de Moulins, Bazoches et Courtomer, où il a eu l'occasion de traiter soixante-dix malades atteints de cette affection.

Chez tous, l'invasion a été marquée par des symptômes de gastro-entérite, comme on va le voir. Mais avant de rapporter ces observations, je vais citer en entier l'aperçu

topographique qu'y a joint M. Martin. Il servira à expliquer les phénomènes morbides
observés, et à prouver que la maladie, décrite sous le nom d'angine gangréneuse ou
maligne, a son point de départ à la surface
muqueuse des voies digestives. Et si l'on se
rappelle que, « dans les organes où les vais-
« seaux sanguins et les nerfs abondent, les
« progrès des érections vitales sont plus ra-
« pides et celles-ci beaucoup plus tôt trans-
« mises » (1), on se rendra facilement compte
de l'extension de la phlegmasie gastro-intestinale produisant l'angine plus ou moins
promptement; de manière que, chez les uns,
celle-ci n'apparaît que deux ou trois jours
après la manifestation des signes de gastrite,
et chez les autres, elle semble être conco-
mitante, tant la phlegmasie abdominale est
promptement transmise.

§ II. *Aperçu topographique.*

« La contrée dans laquelle sévit la phleg-
« masie qui fait le sujet de mes observations,
« est située non loin des rives de la Sarthe.

______

(1) Physiologie appliquée à la pathologie, tome 1,
page 32, par M. Broussais.

« Cette rivière, qui prend sa source dans la
« commune et près de l'église de Saint-Aqui-
« lain, est sujette à de fréquens débordemens.
« Elle est longée par des prairies basses et
« très-humides, qui sont encloses de haies
« fort élevées. Il se dégage fréquemment de
« ces prairies, dont le niveau est d'environ
« cinquante mètres inférieur à celui des ter-
« rains environnans, des brouillards épais
« chargés de gaz dont l'odeur est pénétrante
« et très-désagréable.
« Dans cette contrée, les habitations sont
« basses, mal pavées, mal aérées et humides.
« Il se trouve dans les cours des cultivateurs,
« *les seuls chez lesquels cette maladie se*
« *soit manifestée,* des mares à fumier des-
« quelles il s'exhale des gaz animaux d'une
« odeur désagréable. Les habitans, adonnés
« aux travaux de l'agriculture, vivent de
« pain plus ou moins mal préparé, dans le-
« quel l'orge et le seigle entrent en forte pro-
« portion, de laitage, de fromage, de fruits
« crus ou cuits, de légumes mal assaisonnés,
« boivent du cidre pur, quand les années
« sont abondantes, et mangent rarement de
« la viande. »

PREMIÈRE OBSERVATION.

Madame Aubry, de Saint-Martin-des-Pézerêts, canton de Moulins, âgée de quarante ans, éprouve, le 1er janvier 1827, un malaise indéfinissable; elle perd l'appétit, ressent des frissons passagers. Le 2, le mal augmente : céphalalgie sus-orbitaire, douleur abdominale, envies de vomir, constipation, dysurie, soif, empâtement de la bouche, fièvre peu intense, peau chaude et âcre, pouls profond et dur, sentiment de gêne à la gorge. (Saignée de dix onces; solution de gomme arabique avec le sirop de groseilles; fomentations émollientes sur l'abdomen; deux lavemens d'eau de graine de lin.)

3 *janvier*, absence de toute douleur, apparition des règles, peu de sommeil. (Même prescription, excepté la saignée.)

4 *janvier*, retour des douleurs sus-orbitaire et abdominale; gonflement de l'amygdale gauche, sur laquelle il existe une pellicule blanchâtre, parsemée de taches rouges; douleur dans le gosier, soif, déglutition difficile, chaleur âcre à la peau, pouls profond, dur et serré; évacuation de matières fécales dures et moulées, au moyen d'un demi-lave-

ment ; l'urine coule facilement. (Saignée de douze onces , mêmes moyens.)

5 *janvier*, le gonflement a envahi l'amygdale droite; la gauche a diminué de volume. Les tonsilles sont recouvertes d'une membrane couenneuse parsemée de taches brunes; les membranes buccale et nasale sont rouges et douloureuses; les boissons reviennent par le nez ; l'haleine est fétide ; la voix articulée est tellement altérée qu'il est impossible de comprendre la malade; la respiration est laborieuse; la conjonctive est rouge, ses vaisseaux paraissent injectés; les yeux sont larmoyans, les forces sont abattues , le pouls est petit, mou et fréquent. (Boissons délayantes , gargarisme détersif, demi-lavement.)

6 *janvier*, diminution du gonflement des amygdales; persistance de la membrane couenneuse , qui a acquis de l'épaisseur et de l'étendue; augmentation des taches gangréneuses ; développement de points gangréneux sur la luette , déglutition difficile, aphonie , respiration laborieuse et sonore, toux, fétidité insupportable de l'haleine. (Même prescription.)

7 *janvier*, prostration des forces, pâleur

des muqueuses buccale et nasale; les points gangréneux sont convertis en escarres, sous lesquelles découle de la sanie d'un gris noirâtre, dont l'odeur est très-fétide; les ulcères de la luette ont fait des progrès. Respiration laborieuse et sonore, déglutition difficile; cependant les liquides ne sont plus rejetés par le nez; haleine très-fétide; voix très-altérée. (Gargarisme astringent, mêmes boissons; huit grains de sulfate de quinine dans huit onces de véhicule gommeux et sucré, à prendre par cuillerée toutes les deux heures.)

La malade avale avec un certain plaisir cette potion, dont l'amertume lui est agréable, et dit qu'elle lui rend ses forces. (Application d'un vésicatoire à la jambe gauche; demi-lavement d'eau de graine de lin.)

8 janvier, état général rassurant; la malade a dormi une heure, les ouvertures muqueuses sont moins pâles; les escarres sont ramollies et entourées d'un cercle rouge; les amygdales sont presque entièrement détruites (1); les ulcères ne donnent presque

---

(1) M. Martin commet ici la même erreur d'observation que M. Brétonneau dit avoir commise autrefois:

plus de sanie ; la respiration est facile ; mais sonore ; déglutition facile ; soif. Le vésicatoire a bien pris. (Même prescription.)

9 *janvier*, la malade se trouve beaucoup mieux ; la toux a cessé, apyrexie, sommeil de trois à quatre heures dans la nuit du 8 au 9 ; la membrane muqueuse de la bouche est rosée ; la langue est large et humide ; les escarres sont converties en une masse gélatineuse de couleur noire qui se détache facilement. La déglutition s'exécute facilement.

Depuis cette époque le mieux continue. Cependant la convalescence a été longue ; l'altération de la voix a existé trois ou quatre mois, quoique madame Aubry fût bien portante.

DEUXIÈME OBSERVATION.

Mademoiselle Rénée Aubry éprouve, le 28 janvier, des douleurs vagues, quelques frissons, des nausées.

1er *février* 1827, les règles paraissent et ne durent que très-peu de temps ; douleurs dans la région des lombes, dans les cuisses ;

---

il a pris pour les amygdales elles-mêmes les lambeaux de membranes détachés.

douleur épigastrique très-prononcée, envies de vomir, céphalagie sus-orbitaire, soif; langue contractée, sèche, rouge sur ses bords et à sa pointe; constipation; peau chaude, âcre au toucher; pouls dur et profond. (Boissons délayantes, quinze sangsues aux grandes lèvres, pédiluves sinapisés.)

2 *février*, douleur épigastrique moins forte, concentration et dureté du pouls; du reste, même état que la veille. (Saignée de douze onces, sang couenneux, mêmes boissons.)

3 *février*, apyrexie, mais sentiment de gêne à la gorge; gonflement de l'amygdale gauche, rougeur des bords et de la pointe de la langue, qui est contractée; soif. (Même prescription, hors la saignée.).

4 *février*, prostration des forces ; le gonflement de la tonsille gauche a diminué, la droite est gonflée et recouverte d'une concrétion couenneuse, sur laquelle on découvre une escarre gangréneuse large comme une pièce de vingt-cinq centimes. (Cautérisation avec le nitrate d'argent fondu; vésicatoire à la cuisse gauche, potion avec le sulfate de quinine, comme à la précédente malade.)

5 *février,* même état, respiration laborieuse et sonore, déglutition difficile ; l'escarre est circonscrite par un cercle inflammatoire ; la concrétion couenneuse existe encore ; le vésicatoire n'a point pris. (Mêmes moyens thérapeutiques.)

6 *février,* adynamie, même état de la gorge ; cependant la respiration et la déglutition sont plus faciles ; un vésicatoire appliqué à la jambe gauche a pris. (Même prescription.)

7 *février,* moins de faiblesse ; la déglutition et la respiration sont faciles. L'escarre de l'amygdale droite commence à se détacher et laisse voir une surface vermeille : le vésicatoire donne beaucoup. (Même prescription, pansement du vésicatoire.)

Le mieux continue. Le 12 février, retour des règles, convalescence.

TROISIÈME OBSERVATION.

La petite Aubry, âgée de dix ans, perd connaissance le 3 janvier 1827, et reste dans cet état pendant quelques minutes ; elle se plaint de lassitude générale ; elle a la peau très-chaude et âcre au toucher, le pouls serré et dur, l'épigastre sensible à la pression ; nausées, sentiment de constriction à la gorge, langue sèche et contractée, rouge à sa pointe et sur ses bords ; son centre est chargé d'un enduit blanchâtre, à travers lequel on aperçoit des points rouges. (Huit sangsues à l'épigastre ; on ne peut s'en procurer ce jour-là : boissons délayantes.)

4 *janvier,* la petite malade ne veut pas permettre qu'on lui applique les sangsues. (Eau panée, sucrée.) La malade dort assez bien.

5 *janvier,* la douleur épigastrique se réveille, la fièvre se rallume ; le pouls est dur, plein, la peau chaude et âcre, gonflement des amygdales, qui sont recouvertes d'une fausse membrane d'un jaune verdâtre, sur laquelle on aperçoit des taches gangréneuses ; respiration difficile et sonore, déglutition presque impossible ; prostration des forces.

6 *janvier.* (Six sangsues à l'épigastre, cataplasme émollient sur la gorge, boissons délayantes et gommeuses, demi-lavemens d'eau de graine de lin.)

Après l'emploi de ces moyens, la malade souffre beaucoup moins ; elle respire plus librement et boit facilement ; les forces pa-

raissent se relever. A six heures du soir, paroxysme ; la petite malade est menacée de
suffocation, l'engorgement des amygdales a
considérablement augmenté, la respiration
est difficile et sonore, le bruit qu'elle fait
entendre est semblable au son croupal, le
cou est renversé en arrière ; déglutition impossible, mouvemens d'élévation et d'abais-
sement du thorax très-étendus. (Six sangsues
de chaque côté du larynx, cataplasmes émolliens chauds sur la gorge, vésicatoires aux
jambes, sinapismes, eau d'orge perlée qui
passe difficilement.)

6 *janvier*, pendant la journée, respiration
plus facile, presque pas sonore, déglutition
facile ; escarres gangréneuses sur les amygdales ; pouls petit, serré, fréquent ; peau
dans l'état naturel ; les vésicatoires n'ont pas
pris. (Cataplasmes émolliens sur la gorge,
mêmes boissons, lavement d'une décoction
de séné miellée, refus de prendre d'une potion avec le sulfate de quinine.) A cinq heures du soir, nouveau paroxysme semblable à
celui de la veille. (Quatre sangsues au-dessus
des clavicules, cataplasme émollient, application de vésicatoires aux jambes, sinapismes, refus de la potion kininée.)

Cet accès se prolonge jusqu'au 7 à midi : un peu de rémission jusqu'à deux heures, retour du paroxysme, mort de l'enfant à sept heures du soir.

Réflexions. L'ouverture ne fut pas faite; mais la dypsnée, la voix croupale, précédée de la formation de la pellicule diphthéritique sur les amygdales, et tous les symptômes rapportés, suffisent pour prouver que l'on eût trouvé la même concrétion couenneuse dans les voies aériennes. On doit regretter que M. Martin n'ait pu mettre à exécution sa première idée, c'est-à-dire l'application des sangsues à l'épigastre, au début. Je suis convaincu que, si cela eût été possible, la série d'accidens qui a précédé la terminaison funeste ne se fût pas développée avec la même intensité, et l'inflammation n'eût point envahi le larynx.

QUATRIÈME OBSERVATION.

Mademoiselle Dutertre, âgée de dix-huit ans, éprouve, le 4 février 1827, une douleur à la région épigastrique; langue contractée, sèche, rouge à sa pointe et sur ses bords; envies de vomir, constipation, difficulté d'uriner, soif très-ardente; peau chaude et sèche, âcre au toucher; céphalalgie sus-orbitaire, perte de l'appétit et du sommeil; les menstrues, qui avaient paru avant l'invasion, n'ont presque pas coulé; douleur de gorge avec difficulté de respirer et d'avaler; pouls plein et dur. (Saignée de seize onces, décoction d'orge perlée, demi-lavement, application de douze sangsues à la vulve, vésicatoire à la jambe gauche, pédiluves sinapisés.)

5 *février*, diminution de l'engorgement de la tonsille, respiration libre, déglutition facile, plus de céphalalgie, plus d'envies de vomir; mais la peau reste chaude et sèche, âcre au toucher; le pouls est toujours dur et plein, la soif très-intense. (Saignée de douze onces, mêmes moyens.)

6 *février*, mieux marqué, la soif seule subsiste, la malade boit beaucoup.

7 *février*, le gonflement des amygdales a disparu, ainsi que la rougeur de la langue; la soif est moins forte, le vésicatoire a donné beaucoup de pus bien élaboré; la malade a dormi toute la nuit, elle demande à manger.

Le mieux continue, la convalescence ne se fait pas attendre long-temps.

CINQUIÈME OBSERVATION.

Madame Dutertre de Saint-Aquilain, âgée de cinquante ans, éprouve, le 9 février 1827, des douleurs vagues dans les articulations, des douleurs contusives des membres ; la peau est chaude et âcre au toucher ; pouls très-développé et très-dur ; nausées, douleur épigastrique, constipation, dysurie, bouche pâteuse, amère ; langue contractée, sèche, chargée d'un enduit jaunâtre, épais et parsemé de points rouges ; les bords et la pointe de cet organe sont rouges et pointillés ; il y a céphalalgie sus-orbitaire, difficulté d'avaler et de respirer ; les amygdales sont gonflées et recouvertes d'une fausse membrane blanchâtre. La malade dit qu'elle est atteinte du mal de gorge gangréneux, et qu'elle ne guérira pas. Je la rassure en lui disant que sa maladie aura la même terminaison que celle de sa fille, qui fait le sujet de la quatrième observation. Je pratique une saignée du pied droit, et laisse couler le sang jusqu'à la syncope. (Décoction d'orge perlée, demi-lavemens émolliens, cataplasmes sur la région épigastrique.)

10 *février*, tous les accidens inflammatoi-

res ont disparu, l'engorgement des tonsilles est à peine sensible, et la membrane qui les recouvre s'exfolie. (Même prescription; excepté la saignée; on permet un peu de lait sucré.)

11 *février*, la malade, qui a dormi toute la nuit, dit qu'elle ne souffre plus du tout, et que seulement elle manque de forces. (Mêmes boissons, bouillie à la farine de froment.)

Le mieux continue. Le 14, les forces ont augmenté, toutes les fonctions s'exécutent avec régularité.

Je pourrais ajouter encore plusieurs observations qui m'ont été remises par M. Martin; mais comme il a suivi, pour le traitement, la même marche que pour celles que je viens de rapporter, à quelques nuances légères près, qui dépendaient de l'âge, du sexe, du tempérament, je me contenterai de citer l'espèce de résumé qu'il fait des terminaisons qu'il a observées.

« La terminaison par résolution, dit M. Mar-
« tin, a été la plus ordinaire; elle s'opérait
« du premier au troisième jour (cinquième
« observation). Sur soixante-dix malades
« auxquels j'ai donné des soins, elle a eu lieu

« chez cinquante-trois. Chez six, la gan-
« grène s'est manifestée du troisième au cin-
« quième jour, et la maladie a pris la mar-
« che de celle qui fait le sujet de la première
« observation. Chez sept, elle a suivi la
« même marche que celle qui fait le sujet
« de la quatrième observation ; chez une,
« âgée de dix ans, *la seule qui ait succombé,*
« elle a suivi la marche décrite dans la troi-
« sième observation, etc. »

§ III.

On voit, par ce qui précède, que chez
tous les malades traités par M. Martin, des
signes de gastro-entérite ont toujours été les
premiers observés ; que des saignées générales ont été constamment employées avec
succès, mais n'ont pas toujours empêché le
développement d'accidens graves, quoique
répétées au début de la maladie, accidens
que des applications de sangsues à l'épigastre
auraient, je crois, prévenus. Telles étaient
les réflexions que me suggérait la lecture
des observations de M. Martin. J'avais la certitude que, comme dans la scarlatine, l'angine était toujours précédée de symptômes

gastriques ; et , en raisonnant d'après les succès obtenus des applications de sangsues à
l'épigastre , pendant l'épidémie qui a régné
ici en 1828, je regrettais que M. Martin ne
l'eût pas fait.

Il me manquait donc une occasion d'appliquer moi-même ce principe ; elle vient
de s'offrir dans les environs de L'Aigle.

On sait que l'année 1828 a été remarquable par ses pluies fréquentes et abondantes.
Ce pays , coupé par des vallées au fond des-
quelles coulent de petites rivières ou des
ruisseaux sujets à des débordemens considérables , est très-couvert : bois taillis., sápi-
nières , forêts , il réunit toutes les causes
d'une humidité permanente et d'une température presque toujours froide. Les habitations sont établies dans ces vallées , le long
de ces bois , ou au milieu de ces vergers ,
de façon qu'elles sont presque toujours sous-
traites au bienfait de l'action solaire et exposées à l'influence d'émanations marécageuses.

Une épidémie de scarlatine commença à
sévir vers la fin de février 1828 , et s'est pro-
longée jusqu'à l'automne. Des symptômes de
gastro-entérite ont , chez tous les malades ,
précédé ou accompagné son développement ;

les sangsues à l'épigastre, placées au début, ont toujours disposé à une terminaison favorable et souvent fait avorter l'angine et la phlegmasie cutanée. Quand ce moyen était négligé, il survenait des accidens graves et souvent mortels. L'angine s'étendait quelquefois au larynx et produisait le croup diphthéritique de M. Brétonneau (1).

Les scarlatines avaient disparu ou étaient devenues très-rares, quand, le 22 octobre dernier, je suis appelé chez M. Dubois, à Saint-Michel-de-Sommaire. On me raconte qu'une fille, âgée de dix-neuf ans et demi, vient d'être la victime d'un mal de gorge gangréneux. Une seconde, plus jeune (dix ans), était en proie au délire et à la dyspnée croupale; elle périt dans la nuit.

Une troisième, âgée de quinze ans, accusait des nausées, avait déjà vomi et se plaignait de gêne dans la gorge; les tonsilles étaient rouges, gonflées et recouvertes, surtout la gauche, d'une légère pellicule blanchâtre; le pouls était serré et dur, le ventre

---

(1) Voir le XIII° volume des *Annales de la médecine physiologique*, page 523, observation de Launay.

brûlant, sa chaleur âcre au toucher ; les pulsations de l'aorte descendante et du tronc cœliaque étaient remarquables par le soulèvement qu'elles imprimaient à cette région ; c'était une véritable percussion, forte, insolite, attestant que les artères abdominales participaient elles-mêmes à l'irritation. Ces pulsations avaient été si fortes chez les deux filles qui avaient succombé, que les parens les avaient remarquées et m'en parlaient dans le temps que j'examinais la troisième malade.

Convaincu que le ventre était le siége du foyer phlegmasique qu'il était important d'éteindre, si je voulais empêcher ses irradiations de développer des accidens cérébraux sympathiques, et l'angine pharyngo-tonsillaire de devenir consécutivement le croup de M. Brétonneau, je fis appliquer trente sangsues à l'épigastre, prescrivis des boissons délayantes, des lavemens émolliens et le gargarisme pyrothonidé. L'angine resta stationnaire, les symptômes de gastro-entérite cessèrent, et bientôt la rougeur de l'inflammation tonsillaire s'effaça.

Six enfans de la même maison, depuis l'âge de douze ans jusqu'à celui de vingt-quatre ou vingt-cinq, furent atteints successivement de cette maladie : chez tous, elle s'annonça par des symptômes de la même gravité. J'opposai les mêmes moyens que ceux indiqués; seulement pour les grands garçons de vingt-deux à vingt-quatre ans, je fus obligé de faire réitérer les applications de sangsues jusqu'à trois fois. Le délire ne fut observé chez aucun de ces malades.

Je dois faire remarquer que les deux malades qui avaient succombé, avaient été saignées une fois du bras par le chirurgien appelé avant moi. Peut-être que, s'il eût répété cette évacuation sanguine, il serait parvenu à guérir, même après le développement d'accidens graves, comme la pratique de MM. Bianquin et Martin le prouve; mais que l'on compare mes succès et la promptitude de mes guérisons à celles obtenues par ces médecins, et l'on sera persuadé de l'avantage des saignées « *pratiquées sur le foyer principal de l'inflammation* » (1), et de la préférence qu'elles méritent dans certaines maladies, notamment dans la gastro-entérite. Quelque-

---

(1) *Développement des propositions relatives à la pathologie;* par M. Broussais, page 247.

fois l'effet de ce moyen était si prompt, qu'on observait un mieux immédiat. C'est ce qui arriva à la petite Foubert, hameau de la Hanterie, prise de vomissemens fréquens, de fièvre, ayant déjà mal à la gorge, quand sa mère, effrayée avec d'autant plus de raison qu'elle venait de voir périr deux enfans d'un voisin, réclama mes soins. Cette enfant, âgée de six ans, offrait tous les signes précurseurs de la redoutable angine..... Application de dix sangsues à l'épigastre, boissons délayantes que la malade refuse obstinément. Dès le lendemain, elle était hors de danger.

La fille Gaumand, du même village, âgée de vingt-huit ans, présenta des symptômes plus graves au début, indépendamment des vomissemens fréquens, avec efforts considérables, d'une matière poracée, et tous les autres signes d'une gastro-entérite intense déjà décrits; les deux tonsilles étaient envahies quand j'arrivai, recouvertes d'une pellicule grise excavée; toute l'arrière-bouche et l'isthme du gosier étaient d'un rouge foncé. La malade était très-agitée, ses traits exprimaient l'effroi; elle avait passé la nuit précédente près d'une fille qui venait de succomber à la même maladie. Je fis appliquer trente sangsues à l'épigastre, prescrivis des boissons délayantes, le gargarisme pyrothonidé et des lavemens émolliens.

Le lendemain, quoique les accidens eussent beaucoup diminué d'intensité, des nausées et quelques vomissemens avaient eu lieu le matin (trente nouvelles sangsues à l'épigastre, mêmes prescriptions que la veille). Les vomissemens cessent, les concrétions diphthéritiques se détachent et ne prennent pas d'extension.

Le mieux a continué les jours suivans, et la convalescence a été prompte.

Il serait fastidieux de rapporter en détail toutes les observations que j'ai eu l'occasion de recueillir pendant les trois derniers mois de l'an 1828 et le commencement de janvier 1829; je dirai seulement que, chez les malades que j'ai traités, je me suis toujours conduit d'après les principes que je viens d'exposer. J'ajouterai que j'ai vu périr un grand nombre de sujets frappés du même mal, parce qu'on avait négligé les évacuations sanguines épigastriques, ou les saignées générales assez abondantes.

§ IV.

J'avais déjà fait remarquer, ainsi que je le dis plus haut, que les épidémies décrites par Huxham, Planchon, Tissot, Rosen, avaient pour signes pathognomoniques des symptômes plus ou moins graves de gastro-entérite; je trouve dans l'Abrégé historique du mal de gorge gangréneux qui, en 1762, régna à Charon, près la Rochelle, une nouvelle preuve de la vérité de cette assertion (1). Voici la description générale qu'en donne Dupuy de la Porcherie. « La paroisse de Charon est un marais inondé par les pluies, qui devient sec et brûlant pendant les chaleurs; elle est dans un terrain bas, en forme de bassin qui approche de la forme d'un triangle; elle est bornée à l'occident par l'Océan, avec lequel elle est de niveau, au septentrion par la Sèvre Niortaise, etc. Les eaux de Charon sont comme celles de tous les marais de l'univers; elles sont plus ou moins mauvaises, selon qu'elles sont plus ou moins près de leurs sources. Les enfans ont presque tous l'habitude

____

(1) *Journal de médecine*, tome XVIII, page 496.

du corps cachectique ; le *carreau* est parmi eux une maladie endémique.

« Le nombre des malades que je visitais chaque jour, sur cette paroisse, augmenta de jour en jour, monta à cent et plus. Ils avaient en général le pouls petit et fréquent, avec chaleur et sécheresse à la peau, un grand mal de tête qui se faisait sentir, chez tous, à la partie antérieure, des vomissemens de bile pure et des déjections de même nature avec plus ou moins de mal à la gorge et de difficulté d'avaler ; plusieurs rendaient des vers, et cela était plus ordinaire parmi les enfans ; d'autres ne se plaignaient que de la fièvre et de douleurs vagues dans le bas-ventre, qui s'étendaient à la poitrine extérieurement jusqu'à l'épaule. Ces fièvres étaient continues ; d'autres enfin avaient des fièvres d'accès.

« Malgré la diversité apparente de symptômes sous lesquels cette épidémie paraissait se masquer, il me fut aisé de reconnaître que la cause qui les enfantait était générale : *c'était dans tous une bile pure, plus ou moins exaltée,* qui, passant avec plus ou moins de rapidité *des premières voies dans les secondes,* affectait la tête et la gorge

des personnes de tous les âges, de tous les
sexes et de tous les tempéramens. Dans ceux
où elle se développait avec plus de fureur,
elle formait dans le fond de la gorge, près
de l'os hyoïde, une inflammation qui suppu-
rait promptement, et dont le pus très-divisé
se répandait bientôt dans la trachée-artère
et dans les bronches, d'où la mort s'ensuivait
nécessairement (1).

« J'ai trouvé dans tous les malades des
marques évidentes de putridité de l'espèce
bilieuse. Ils avaient tous la langue recouverte d'une mucosité jaune, et le fond de
la gorge était *enduit* d'une humeur visqueuse
et gluante ; leur bouche exhalait une odeur
fétide ; ils se plaignaient tous de pesanteur
à l'estomac, et, comme je l'ai dit, ils rendaient par haut et par bas de la bile toute
pure, et quelquefois des vers.

« L'ouverture de deux cadavres prouva
l'extension de la maladie dans la trachée. La
vésicule du fiel était presque vide ; les vais-

---

(1) M. Brétonneau dit, page 378 et suivantes :
« Quand l'inflammation pelliculaire cesse d'être su-
« perficielle, une incrustation couenneuse ou une
« *sécrétion purulente* la remplace. » *(Traité de la
Diphthérite.)*

seaux de l'estomac étaient gorgés, ainsi que ceux de l'intestin grêle, qui me parurent enflammés et avoir une tendance à la gangrène. »

On ne peut, ce me semble, trouver mieux exprimée, à part le langage médical de l'époque, la preuve des vérités pratiques qui font le sujet de ce Mémoire. Mais j'ajouterai, aux documens déjà produits, l'autorité de Vincent *Ketelaer*, médecin zélandais, qui publia en 1669 un opuscule intitulé : *Commentarius de aphthis nostratibus, seu Belgarum Sprouw,* maladie qui n'est autre chose qu'une phlegmasie de la membrane muqueuse des voies digestives, s'étendant à l'arrière-bouche, aux tonsilles, au pharynx, produisant des concrétions pelliculaires, que l'auteur nomme pustules pour les distinguer des aphthes proprement dits, mais se réunissant, s'épaisissant pour couvrir uniformément toutes ces parties, se détachant par fragmens *(frustulatìm), ne laissant après elles aucune trace de leur existence;* affection, en un mot, offrant, dans son invasion, sa marche et ses terminaisons, les mêmes phénomènes que la *diphthérite,* ou mal de gorge épidémique des auteurs.

« Si les aphthes, dit *Ketelaer*, dont les anciens nous ont laissé l'histoire, eussent été aussi fréquens et se fussent présentés avec les mêmes caractères que la maladie à laquelle je laisse ce nom, et qu'on observe surtout dans les régions boréales, ils nous en auraient donné une description moins négligée et auraient prémuni leurs neveux contre ses phénomènes, quelquefois insidieux et toujours graves. Aussi, rien qui soit digne du père de la médecine n'a été écrit sur cette affection. Beaucoup ont préféré faire de gros livres en compilant les anciens, ou courir après le merveilleux, plutôt que d'observer eux-mêmes et de tâcher, à force de zèle et de recherches, de découvrir la nature d'une maladie qui souvent exerce en Zélande son action meurtrière. » C'est par respect pour l'antiquité, dit-il, qu'il conserve le nom d'*aphthes* à une affection morbide qui en diffère par ses caractères physiques; car, ajoute-t-il, l'aphthe est une espèce d'ulcère superficiel, au lieu que, dans l'autre maladie, il n'y a point solution de continuité, mais *épaississement;* il ne se forme point d'escarres en rongeant les parties; mais cette production se détache par fragmens *(frustu-*

latìm), et ne laisse sur les parties, auparavant occupées, aucune trace manifeste de son existence (1). Elle occupe les parties les plus profondes de la bouche, et en même temps celles qui servent à la déglutition, s'étend souvent aux voies aériennes, est de couleur blanche, ou d'un blanc terne, et peut prendre jusqu'à la couleur cendrée, surtout si la maladie a une terminaison funeste. *Elle succède ordinairement à la crise lente et imparfaite des fièvres.*

L'auteur admet que cette maladie, quel que soit le nombre des sujets atteints, et qu'elle soit ou non la conséquence d'une crise lente ou imparfaite, ne reconnaît qu'une seule et unique cause qu'il nomme ἐμπύρευμα (2), mot qu'on peut traduire par ceux de *foyer miasmatique*, expression figurée qui s'applique assez bien aux causes des épidémies. Elle

---

(1) On voit que, environ cent soixante ans avant M. Brétonneau, Vincent Ketelaer avait remarqué que ce qu'on prenait pour des escarres, n'était qu'une concrétion pelliculaire, qui, détachée, ne laissait aucune impression sur les parties qui avaient été le siége de la phlegmasie.

(2) Ἐμπύρευμα, carbones relicti ad suscitandum ignem.

est, ajoute l'auteur, toujours précédée d'une fièvre continue, et frappe le plus souvent ceux chez lesquels des évacuations en général ont été négligées. Les saignées ou la purgation répétées réussissent bien avant que les aphthes soient arrivés à leur période d'entier développement; mais ces moyens ne conviennent plus quand les aphthes sont développés *(nullum locum esse post ortas aphthas patet).*

Ketelaer parle aussi de la marche quelquefois lente et insidieuse que peut prendre cette maladie; elle est, dit-il, d'autant plus à craindre, qu'elle se présente avec un caractère moins aigu. Mais si quelquefois elle se montre si bénigne en apparence, qu'à peine la circulation en est troublée, d'autres fois la fièvre est considérable; il y a vomissement ou diarrhée, délire, insomnie et autres symptômes graves.

Où se font surtout remarquer le talent observateur de l'écrivain et sa profonde sagacité, c'est lorsqu'il veut appliquer à cette maladie le traitement convenable.

Quand les saignées n'ont pas été faites au commencement, l'affection devient plus grave et plus dangereuse, *graviores et periculo-*

siores illæ sunt (aphthæ), etc., page 97;
et cela arrive d'autant plus fréquemment,
dit-il, que, pour éviter des frais, on n'appelle le médecin qu'après avoir épuisé toutes
sortes de moyens, et lorsque les forces anéan-
ties et la maladie arrivée à son *summum* de
gravité ne permettent plus aucun espoir de
succès. Il serait téméraire alors d'avoir recours à la saignée.

Qui ne voit, dans cet extrait succinct de
l'opuscule de Ketelaer, la réponse à tout ce
qui a été dit par M. Brétonneau et répété
par ses échos, sur la nature de la diphthérite
et sur le danger de la saignée dans son traitement? Si, comme le médecin zélandais,
ces messieurs avaient apprécié l'époque de
la maladie qui ne permet plus de compter
sur les saignées, ils n'auraient pu tirer de
leurs observations cette conséquence évidemment fausse, que la diphthérite est une
phlegmasie spécifique; ils se seraient atta-
chés à reconnaître les signes précurseurs ou
concomitans de l'invasion épidémique, les
auraient attaqués par les saignées, et n'auraient pas proscrit un moyen héroïque, toujours suivi de succès, quand il est employé
avec discernement. *Oportet*, inquit Valle-

sius , *devenire ad occasionem , et occasionis initium*.

Si nous remarquons qu'on voit toujours , sous l'influence des évaporations ou miasmes humides et marécageux, exister en même temps des gastro-entérites continues , intermittentes et rémittentes épidémiques; si je rappelle que j'ai vu la continue mal traitée se terminer par l'angine pelliculaire et la stomacace , et notamment à Randonnay , chez le sieur Moncel, fendeur de la forge, mort victime d'un traitement mal dirigé , et que j'ajoute qu'à cette époque (1) tous les habitans de cette vallée humide et marécageuse étaient atteints de la fièvre épidémique se montrant sous tous les types , l'identité qui existe entre la gastro-entérite épidémique ou typhus, etc. , et la maladie qu'on a décorée du nom d'angine maligne , sera prouvée d'une manière irrécusable. Celle-ci ne sera plus qu'une extension de la première , ou une espèce de superfétation , annonçant un grand danger , quand on a négligé d'attaquer la gastrite au début. Je puis encore fortifier cette vérité pratique de l'autorité de

---

(1) Octobre 1826.

Ramazzini, lorsqu'il parle des fièvres épidémiques qui régnèrent en Italie (1), après des pluies tellement abondantes, que tous les champs furent long-temps inondés et qu'on vit, aux lieux où naguère la charrue traçait des sillons, les bras des cultivateurs manier la rame et conduire des canots.

Horret animus agricolarum calamitates,

inquit Ramazzini, in hâc magnâ eluvione referre, qui

Ducebant remos illic, ubi nuper arârant.

Ces fièvres se compliquèrent souvent d'inflammation de la gorge. Cette phlegmasie, quand la maladie avait atteint son plus haut degré d'intensité, dégénérait *en une croûte blanche et ulcéreuse*, etc. « Faucium inflam-
« mationem comitem hæ febres ut plurimùm
« sibi junxere, quæ inflammatio in morbi
« vigore *in crustam albam et ulcerosam de-*
« *generabat*, quod non minus negotium *me-*
« *dicis* facessebat quàm febris ipsa, et multi
« ægri, qui cæteroquin pacatâ aliorum symp-
« tomatum tempestate evasuri credebantur,

____

(1) *Constitutiones epidemicæ Mutinenses, anno-rum quinque, etc., etc.*

« in ipso veluti portu naufragium perpessi
« fuerint. »

Mais les preuves que je viens de rapporter seraient incomplètes, si je n'allais en pui-
ser de nouvelles dans Arétée lui-même. C'est,
comme on sait, la description de la maladie
que celui-ci a nommée ulcères d'Égypte ou
de Syrie, qui a servi de point de comparaison à l'auteur de la diphthérite. Les symptômes sont en effet les mêmes que ceux qui
se manifestent dans l'angine épidémique.

Comme M. Brétonneau, j'admire l'exactitude du tableau tracé par ce médecin, qui,
dit-on, existait avant les empereurs romains;
mais ce qu'il y a de plus étonnant pour le
temps où il écrivait, c'est la sagacité avec
laquelle il remonte aux causes, et la justesse
des raisons qui lui font préférer un traitement à un autre.

C'est dans l'estomac qu'il place la cause
du développement de l'angine maligne, dans
la qualité des alimens qui lui sont confiés et
de l'air que l'homme respire. Il ne sera pas
superflu de rapporter le texte même d'Arétée (1). « Causa maleficii tonsillarum est fri-

____

(1) Traduction et édition de Wiggan, revue par
Alb. Haller.

« gidorum , asperorum , calidorum , aci-
« dorum , adstringentium devoratio, etc.
« Internis verò partibus *si quod contingat*
« *incommodum*, *ventri* videlicet, gulæ et
« pectoris ad isthmum et tonsillas et loca ibi
« posita *mali consensus* et *eructationes per-*
« *veniunt*. Quapropter pueri usque ad pu-
« bertatem maximè hoc morbo tentantur,
« etc. Regio Ægypti horum affectuum planè
« fœcunda est : aer enim spirando siccus ad-
« ducitur; varios præstereà cibos suggerit;
« radices enim , herbæ atque olera ibi largè
« proveniunt , et acria semina , *et potio*
« *crassa*, utpote *Nili aqua*, etc. Syria quo-
« que maximè illa , quæ *Cœle* (1), id est
« *cava* nominatur, hujusmodi morbos pro-
« creat; undè Ægyptia et Syriaca ulcera id
« genus appellant. »

Ainsi Arétée explique comment l'estomac,
frappé le premier, transmet aux parties qui
servent à la respiration et à la déglutition
l'irritation qu'il a reçue.

Un médecin , doué d'un si grand génie
d'observation , devait être conséquent avec
lui-même; aussi remarque-t-on qu'il recom-

---

(1) Κοῖλος, η, ον, cavus; Κοῖλον, quidquid cavum,
undè *cœlum*.

mande, pendant le stade inflammatoire d'une
maladie aussi grave, les saignées, les cataplasmes, les lavemens, les ventouses, etc.
Ce n'est qu'à la seconde période de la maladie, quand la première indication est rem-
plie, qu'il conseille l'usage des astringens
sur les parties de l'arrière-bouche qui se cou-
vrent de concrétions. Les substances qu'il
préfère sont l'alun mêlé au miel, la noix de
galle, la fleur de grenadier sauvage, l'oxyde
de zinc. Mais quand les *croûtes* ont disparu,
il veut qu'on revienne aux émolliens, pour
éviter une inflammation plus considérable,
et même des convulsions (1).

Je laisse au lecteur à juger si j'avançais une
assertion fausse quand je disais que l'esprit
de M. Brétonneau était frappé de prévention,
et que les revers éprouvés par lui dérivaient
de la fausse idée qu'il s'était faite de la maladie (2). Il a pris dans Arétée ce qui flattait

---

(1) Aretæi, *de Curatione morb. acut.* lib. I; *Pest.
fauc. ulc.*, cap. ix, pag. 170, edent. Haller.

(2) Si M. Brétonneau avait emprunté l'alun à Arétée
de Cappadoce, il emprunte le mercure à Selle, qui,
dans sa Pyréthologie méthodique, demande si le croup
n'est pas de nature scrophuleuse et s'il ne conviendrait
pas d'employer les mercuriels jusqu'à la salivation.

son opinion, et a négligé de s'emparer de l'essentiel. Ses succès heureux n'ont très-probablement été obtenus que sur ceux de ses malades dont l'affection était bénigne ou stationnaire, et qui auraient guéri sans moyens topiques; car, dans le département d'Indre-et-Loire, comme aux bords du Nil et de ses inondations (1), « Ulcera in tonsillis fiunt « aliqua *mitia*, familiaria, non *lædentia;* « aliqua aliena, pestifera, *necantia* (2). »

§. V.

L'angine dite maligne, gangréneuse ou diphthéritique, trouve-t-elle sa cause dans l'existence de l'humidité froide ou d'évaporations marécageuses putrides, qui, comme les émanations contagieuses du typhus, ou

---

On ne peut reprocher à l'auteur du Traité de la Diphthérite de n'être pas laborieux et de manquer d'érudition; mais il n'est pas heureux en rapprochemens.

(1) Rien n'imite mieux l'aspect de l'Égypte, le long du Nil, que les marais de la basse Loire, ou les plaines de la Flandre. (Volney, *Voyage en Égypte et en Syrie*, Ier vol., page 8.)

(2) Aret., *de Caus. et sig., acut.*, lib. I, cap. IX, pag. 12.

le miasme de la variole, « absorbées par la
« peau ou par toute autre surface de rap-
« port (1), sont d'abord portées vers le cen-
« tre viscéral, exercent leur première ac-
« tion sur la membrane interne de l'estomac
« et des intestins grêles, y développent une
« inflammation à laquelle succède » la phlegmasie diphthérique? Je suis pour l'affirma-
tive.

En effet, ici, comme les pustules dans
la variole, l'inflammation pelliculaire est toujours consécutive aux signes de gastro-entérite. C'est en traitant celle-ci au début
qu'on enraie, qu'on maîtrise une angine près-
que constamment mortelle. Si l'on fait attention que cette maladie, comme la variole
et les autres phlegmasies cutanées, existe
toujours épidémiquement et sous des influences spéciales, cette étiologie sera regardée
comme la seule raisonnable. Peu importe,
au reste, la nature de ces influences : elles
ne peuvent pas être mieux appréciées que le
venin ou miasme varioleux. Il suffit au médecin de savoir qu'en attaquant dès l'inva-

______

(1) *Commentaires des propositions de pathologie,*
par F.-J.-V. Broussais.

sion la gastro-entérite, on amène l'angine à une marche plus bénigne, on s'oppose à son extension au larynx, et à une terminaison ordinairement funeste ; malgré les moyens plus ingénieux qu'efficaces que des enthousiastes ont préconisés sans mesure. Non seulement on guérit les malades ; mais les insufflations d'alun ou de calomélas deviennent toujours superflues.

Maintenant, si l'on se rappelle les caractères que j'ai assignés au croup proprement dit, si l'on compare le mode d'invasion de cette maladie avec celui de l'angine diphthéritique, on sera naturellement amené à la conséquence que ces deux affections ne peuvent être confondues. En effet, l'angine maligne succède toujours à une gastro-entérite ; le croup débute dans le larynx. Dans le premier cas, la saignée locale doit être faite à l'épigastre ; dans le second, c'est au larynx qu'il faut appliquer les sangsues dès l'apparition de la toux croupale.

L'angine épidémique, quand elle n'a pas été combattue comme je viens de l'indiquer, ou par des saignées générales, abondantes et répétées, n'est point arrêtée par les sangsues à la gorge : quelques praticiens ont cru même observer que ce moyen accélérait la terminaison funeste.

Si la gastrite s'est quelquefois développée chez un sujet atteint du croup, c'est ordinairement quand des médicamens trop actifs avaient été confiés à l'estomac. Alors elle vient dans un ordre inverse à celui qu'on observe dans le début de la diphthérite (1). Il est possible pourtant qu'un enfant frappé du croup le soit déjà d'une gastro-entérite (2) : c'est alors une complication et non le début constant de cette affection, comme dans l'angine couenneuse. Cette circonstance contre-indique seulement le vomitif, et ici les sangsues au larynx sont encore indiquées, et peuvent être appliquées simultanément à l'épigastre. Ce sont bien deux phlegmasies; mais leur mode d'invasion, leur siége primitif, leur marche sont différens; le traitement que requiert l'une ne peut convenir à l'autre; car si la gastro-entérite qui précède l'angine maligne est attaquée à temps et con-

---

(1) Voir le *Traité pratique du Croup*, page 37, seizième observation.

(2) Voir *idem*, pages 62 et 85, trente-quatrième et quarante-neuvième observations.

venablement, le larynx ne sera point envahi. Il n'est pas plus rationnel d'admettre l'identité de la diphtérite et du croup, que celle d'une gastro-entérite et d'une bronchite; dans l'une, le malade vomit, dans l'autre, il tousse. C'est parce qu'on a négligé de combattre la première inflammation, qu'elle peut s'étendre à la muqueuse des voies aériennes : la bronchite mal soignée envahit le poumon, peut produire la phthisie; mais ce n'est qu'au dernier degré de celle-ci que la gastrite et la colite viennent se manifester par les digestions pénibles, le défaut d'appétit et le flux nommé colliquatif, qui termine la scène marquée par la fièvre hectique et le marasme.

Ces deux affections ne différassent-elles que par le siége et le traitement, ou plutôt les modifications qu'exige celui-ci, elles ne pourraient être considérées comme identiques, ou il n'y aurait pas de raison pour que toutes les phlegmasies des membranes muqueuses ne fussent confondues. Elles sont bien de la même famille; mais je viens de prouver surabondamment que leur étiologie seule établissait entr'elles une différence dont l'importance est appréciée par le praticien.

Veut-on avoir un exemple du danger de cette confusion ; qu'on lise, dans le cahier de septembre 1828 des *Annales de la médecine physiologique*, page 350, une observation de M. Guimier, médecin à Vouvrai, dont voici l'extrait. La petite Courtemanche, âgée de vingt et un mois, a des nausées et même deux ou trois vomissemens : on ne s'en occupe pas, on attend le développement de l'angine couenneuse pour agir. C'est au cou que les sangsues sont appliquées. On ne se doute pas que l'angine n'est qu'une irradiation du foyer inflammatoire situé dans les voies digestives, et dont l'existence avait été annoncée par les vomissemens, loin de là, on donne un vomitif le 23 mars ; mais le 24, les tonsilles, qui jusqu'ici avaient été exemptes de concrétions pelliculaires, en sont couvertes : on cautérise et on recommande l'application de l'alun. Le 25, le mal est aggravé ; il empire le 26, et la petite malade périt le 27.

« Je lisais, dit M. Guimier, dans ce mo-
« ment, le *Traité pratique* de M. Éman-
« gard (1) : sa méthode curative me parut

______

(1) Alii tumultuariè legunt, alii contradicendi genio ;

« applicable au cas que j'avais sous les yeux.
« Si la saignée locale n'était pas curative,
« elle devenait un moyen exploratif. Je me
« tenais en garde contre les symptômes qui
« viendraient à prédominer et tout prêt à
« remplir les diverses indications qu'ils pour-
« raient offrir. Eh bien ! malgré l'abondance
« de la saignée capillaire, malgré l'emploi
« du vomitif, l'inflammation diphthéritique
« n'en a pas moins suivi sa marche per-
« fide, etc. »

On ne pouvait certainement faire une application plus fausse des principes que je pose dans mon *Traité pratique du Croup*. Je n'avais garde de placer sur la même ligne deux maladies dont l'étiologie, la marche et la terminaison indiquent la nécessité d'un traitement différent.

J'ajouterai que, s'il est une maladie avec laquelle l'angine maligne ait de l'analogie, c'est sans contredit le typhus. J'ai souvent observé, à Mayence, de ces maux de gorge

___

alii, obliti suæ libertatis, opinionibus auctorum, tanquam scopulis sireniis adhærescunt, et nutus illorum pro ratione, jussa pro legibus, responsa pro oraculis habent. Sed ad rem ipsam. (Bagliv. *Praxeos med.,* lib. I.)

gangréneux chez les militaires atteints de typhus, lors de l'épidémie de 1813 à 1814. On pourrait même dire que ces deux affections ont une origine commune, puisque, dans les deux cas, les évaporations ou les miasmes putrides, portés dans les voies digestives par l'absorption, déterminent la gastro-entérite qui marque leur début. Elles sont toujours épidémiques et durent autant que leurs causes de propagation.

Le croup, au contraire, n'est fréquent que dans les transitions brusques d'une température douce et sèche à une froide et humide. Il est fréquent dans les lieux ordinairement soumis à ces vicissitudes, mais il ne doit pas être plus souvent épidémique que la bronchite, dont il n'est qu'une exagération, etc.

M. Brétonneau n'a, pas plus que M. Guimier, songé à l'influence que pouvait avoir l'affection primitive des voies digestives sur le développement de l'angine diphthéritique ; en voici la preuve : le sujet de sa quarante et unième observation, à peine convalescente d'une gastro-entérite grave (dothinentérite de l'auteur), éprouve une rechute : on ne fait rien pour prévenir l'angine redoutable.

Quand elle est arrivée, on lui oppose le traitement mercuriel ; la malade meurt : on ne fait l'autopsie que du pharynx et des voies aériennes.

Le sujet de sa deuxième observation, en apparence guéri, retombe au bout de quinze jours ; *il vomit, a des mouvemens convulsifs,* pousse des cris perçans, meurt : l'intestin duodénum offre une destruction de sa membrane muqueuse dans une grande partie de sa circonférence ; on attribue à l'existence des lombricoïdes ce désordre ; il ne vient pas dans l'idée qu'il a pu être le point de départ de l'inflammation diphthéritique.

Celui de la trente-sixième observation a du délire, de la fièvre dès le premier jour ; le gonflement des ganglions lymphatiques est à peine sensible, il n'y a aucune apparence de taches sur les amygdales ; cependant on laisse marcher la maladie, qui devient mortelle, et, quoiqu'il y ait eu délire idiopathique ou sympathique de l'irritation de l'estomac, on n'examine à l'autopsie ni le cerveau ni l'abdomen.

On en peut dire autant du sujet de la quarantième observation. A peine convalescente d'une fièvre tierce automnale, elle éprouve

de nouveau de la fièvre : on ne pense pas
que l'irritation gastrique s'est réveillée et
doit être combattue ; on cherche la cause
de ce mouvement fébrile dans l'état des gen-
cives, qui sont *très-pâles*, dans les parties
latérales du cou, qui sont indolentes ; c'est
dans la nuit du troisième au quatrième jour
qu'on reconnaît la diphthérite, dont on ne
peut empêcher la terminaison funeste, malgré les fumigations de chlore et les applications topiques d'acide hydrochlorique con-
centré. A l'autopsie, on n'examine que les
voies aériennes.

Enfin, ce qu'il y a de remarquable dans
l'ouvrage de M. Brétonneau, c'est que la
plupart des observations sont incomplètes,
et qu'on n'a mis beaucoup de soin que dans
l'inspection de l'arrière-bouche, des voies
aériennes, et dans la description de la membrane diphthéritique. C'est en vain qu'on
chercherait dans son livre les moindres don-
nées sur les causes probables de l'épidémie
dont il a été témoin. Décrire les localités,
la manière d'être et de vivre des habitans,
en un mot, tout ce qui peut conduire à des
moyens hygiéniques qui rendent moins fréquent ou impossible le retour des épidémies,

est, à ce qu'il paraît, à ses yeux, une chose tout-à-fait superflue, ou au moins d'un intérêt secondaire. Que penser maintenant du ton magistral avec lequel certains critiques annonçaient que mon *Traité pratique du Croup* était incomplet, parce que je n'avais rien dit de la diphthérite, ou prétendu croup épidémique ? Pouvais-je confondre deux maladies dont l'invasion phlegmasique, dans l'une, a lieu au larynx, dans l'autre, à l'estomac, et dans lesquelles il n'est pas indifférent de placer les saignées locales sur telle ou telle région ?

§ VI.

Description générale de la maladie.

De la discussion dans laquelle je suis entré, des observations que j'ai rapportées, et des autorités imposantes que j'ai invoquées, résulte la preuve démonstrative que l'angine pelliculaire ou diphthéritique est toujours consécutive à une gastro-entérite ; qu'elle est constamment épidémique, et qu'il faut conséquemment qu'une cause générale, pour la produire, agisse sur une masse plus ou moins considérable d'individus soumis à son influence.

Nous avons vu qu'une atmosphère humide, chargée de gaz ou d'émanations marécageuses et fétides, des habitations exposées à cette action, étaient considérées, par les écrivains tant anciens que modernes, comme cause de l'angine maligne ; nous avons vu que ces émanations putrides et humides, absorbées et portées dans les voies digestives, y occasionnaient un véritable empoisonnement miasmatique, comme dans le typhus.

Aussi les premiers symptômes observés sont-ils ceux d'une gastro-entérite plus ou moins grave (1). Les malades éprouvent des frissons et un malaise indéfinissable ; il survient des nausées, des vomissemens avec ou sans douleur épigastrique ; la langue est rouge sur les bords et à sa pointe ; elle est plus

---

(1) Ces signes précurseurs n'avaient point échappé à la sagacité des anciens. Voici ce que dit Cœlius Aurelianus, qui écrivait ou traduisait Soranus il y a seize cent cinquante ans : « Antecedentes causæ quibus hæc sufficitur passio, aliquæ sunt occultæ, aliquæ manifestæ, atque cæteris quoque communes passionibus, maximæ tamen conabiles atque laboriosi vomitus. »

ou moins chargée à sa base. Cet état dure quelquefois deux ou trois jours avant que des signes d'envahissement des autres membranes muqueuses soient observés. Quelquefois aussi la transmission est prompte. La dysurie, le mal de gorge, existent bientôt; les tonsilles, le pharynx, le voile du palais, les fosses nasales rougissent; un enduit blanchâtre s'y développe, prend une couleur variant depuis le gris jusqu'au brun, acquiert de la consistance, peut s'étendre au larynx et jusqu'aux bronches, et produire la suffocation.

Cette maladie attaque plus particulièrement les enfans, les jeunes filles et les femmes; elle peut aussi atteindre des hommes, même robustes.

Il est remarquable qu'aux mêmes époques où l'on voit cette affection sévir, des fièvres épidémiques, dues aux mêmes causes générales, règnent aussi et établissent, par leur présence et les mêmes symptômes au début, l'identité de ces deux maladies.

On peut comprendre maintenant qu'une semblable affection sera presque toujours funeste si elle n'est pas attaquée dès son invasion; et la lecture attentive des observations rapportées dans ce mémoire a prouvé, je l'espère, que des succès nombreux, on pourrait dire constans, étaient le résultat d'un traitement antiphlogistique appliqué de bonne heure à ce cas grave. Ainsi on commencera par faire à l'épigastre, au moyen des sangsues, une saignée capillaire abondante, qu'on répétera si cela est jugé nécessaire. Il est des circonstances où, dans les campagnes, on ne peut se procurer ces annélides; c'est alors que les saignées générales doivent être pratiquées et répétées du jour au lendemain. Plus tard elles seraient inutiles et ne s'opposeraient point à la marche perfide de la maladie; elles la précipiteraient même, comme les sangsues à la gorge. C'est ainsi que s'expliquent les revers qu'ont éprouvés Marteau d'Aumale, M. Brétonneau et tous ceux qui ont eu trop tard recours à ce moyen. C'est à cette cause aussi qu'il faut attribuer le défaut de succès dont se plaint Ramazzini pendant l'épidémie de 1690. Cette explication est confirmée par l'expérience, et bien autrement satisfaisante que celle que donne Baillou, quand il dit pourquoi la saignée enlève certaines fièvres comme par miracle, tandis qu'elle en exaspère d'autres. Que signifie

cette division des fièvres en *veineuses*, où
la saignée convient, et en *gastriques*, auxquelles il faut opposer des cathartiques ?
« Febres, ait ille, aliæ sunt venosæ, aliæ
« gastricæ, id est quædam phlogosim se-
« quuntur potiùs venosi generis quàm vitium
« humorum in præcordiis contentorum ; quæ
« venosi sunt generis, *hæ primo quoque*
« *tempore per phlebotomiam cessant ;* quæ
« alius sunt generis, non facilè phlebotomiâ
« solvuntur, contrà potiùs cathartico egent ».
Ces fièvres se manifestant par les mêmes symptômes, à quoi reconnaîtra-t-on qu'elles sont
veineuses ou *gastriques ?* On sera réduit à
tâtonner toujours, et le hasard présidera aux
succès obtenus.

Veut-on une preuve de l'avantage des saignées capillaires au début, fussent - elles
même peu abondantes et placées plus ou
moins loin du foyer phlegmasique par un
motif tout empirique ; qu'on lise ce que dit
Ramazzini à l'occasion d'une fièvre épidémique dans laquelle, du quatrième au septième jour, il se développait une éruption
pétéchiale. Il paraît que les saignées, placées
à cette époque, étaient toujours funestes,
tandis qu'un remède populaire, les ventouses

scarifiées, dès que les lassitudes, les douleurs des membres, les vomissemens annonçaient l'invasion de la maladie, et sans consulter les médecins, concourait à la guérison.

Il était curieux, dit Ramazzini, de voir les
chirurgiens parcourir toute la ville, portant
des sacs remplis de ventouses, administrant
ce genre de remède, sans que les médecins
eussent été consultés. Il avoue qu'autant la
saignée fut suspecte, pour ne pas dire *fa-
meuse en naufrages comme les rochers acro-
cérauniens*, dans le traitement de ces fièvres, autant, au contraire, l'application des
ventouses fut suivie de succès glorieux. Une
autre cause donnait, il est vrai, à ces fièvres,
un caractère plus meurtrier, et pouvait même
rendre mortelles celles dont les boissons sim-
ples et la diète eussent été suffisantes pour
favoriser l'heureuse terminaison. En effet,
pour provoquer un prétendu mouvement
d'humeurs, cru nécessaire, vers la peau,
on donnait les médicamens les plus riches
en principes volatils, on administrait les al-
calis et autres excitans, qui, en aggravant
la phlegmasie gastro-intestinale, précipi-
taient l'issue funeste. Aussi, dans une ouverture de cadavre qu'obtint avec peine Ramaz-

zini pendant cette épidémie, il trouva chez un sujet qui, aux autres symptômes, avait vu se joindre le hoquet, l'estomac parsemé de taches noires. Cette cause de mortalité doit d'autant plus être prise en considération, que la mort promena sa faulx sur la ville, tandis qu'elle épargnait les habitans des campagnes, qui ne subissaient aucun traitement. « Frequentiora in urbe quàm in « proximis agris fuere funera, ac felicius « plebs ruralis, sine ullo ut plurimùm re- « medii genere vim morbi eludebat, sive « quòd in aere salubriori degerent, sive quòd « *medicis* carerent, non semel idcircò men- « tem subiit Virgilianum illud (1) :

> O fortunatos nimiùm sua si bona nôrint
> Agricolas !

Faut-il de nouvelles preuves de l'efficacité de la saignée au début de toutes ces maladies épidémiques, qu'on a décorées de divers noms, quoique les signes observés, lors de l'invasion, soient ceux, plus ou moins fortement exprimés, d'une gastro-entérite aiguë ? je citerai l'épidémie de 1665 et 1666,

____

(1) Ramazzini, *Constitutiones epidem.*, page 197.

en Angleterre, décrite, sous le nom de fièvre
pestilentielle, par Sydenham. C'était par des
vomissemens que débutait cette affection, et
si les saignées étaient placées de bonne
heure, les malades guérissaient; surtout si
les médecins, selon la routine du temps, ou
mus par des motifs puisés dans une fausse
théorie, ne purgeaient pas pendant l'intensité de la phlegmasie. « J'en appelle aux mé-
« decins qui restèrent à Londres pendant la
« dernière peste, dit Sydenham, et je leur
« demande si quelqu'un d'entr'eux a observé
« que des saignées copieuses et en grand
« nombre, *faites avant qu'il parût aucune*
« *tumeur,* aient été funestes aux pestiférés. »
Il s'étaie de l'autorité d'un grand nombre
d'auteurs célèbres, pour prouver la vérité
de son assertion et la fausseté de l'opinion
de Diemerbroeck. Il cite Mercator, Jean
Costœus, Nicolas Massa, Forestus, Mercu-
rialis, Zacutus Lusitanus, etc., et rapporte
l'opinion de Léonard Botal : « Je pense, dit
« celui-ci, qu'il n'y a aucune sorte de peste,
« où la saignée ne doive être préférée à tous
« les autres remèdes, *pourvu qu'on la fasse*
« *dans le temps convenable,* et qu'on tire
« une quantité suffisante de sang. Si elle s'est

« trouvée quelquefois inutile, *c'est qu'elle*
« *a été faite trop tard, ou en trop petite*
« *quantité* ». Je trouve, dans l'ouvrage de
Sydenham, un exemple frappant de cette
vérité, le voici : « Un chirurgien, ayant
« voyagé long-temps, se trouvait au fort
« de Dunstar (comté de Sommerset) lorsque
« cette épidémie commençait à y faire de
« grands ravages; il pria le commandant de
« le laisser traiter ses camarades à sa ma-
« nière : ayant obtenu cette permission, il
« les saigna tous, *dès le commencement de*
« *la maladie et avant qu'il parût aucune*
« *tumeur*. Il leur tira beaucoup de sang,
« c'est-à-dire jusqu'à ce qu'ils chancelassent
« sur leurs pieds; car il les saignait debout
« et en plein air : ensuite il les envoya se
« coucher et ne leur fit aucun autre remède
« après la saignée. Cependant, chose mer-
« veilleuse! ajoute Sydenham, d'un très-
« grand nombre qu'il traita de la sorte, il
« n'en mourut pas un seul ».

Ce médecin célèbre, dont on ne peut
soupçonner la bonne foi, dit plus loin que,
« fondé sur sa propre expérience et la pré-
« férant à tous les préceptes qui ne sont ap-
« puyés que sur la théorie, il ne fit pas diffi-

« culté d'employer pareillement la saignée
« dans cette occasion, et qu'il continua ainsi
« avec un succès merveilleux ».

Un siècle plus tard (1760), une épidémie,
en tout semblable à celle observée à Mayence
(1813 et commencement de 1814), sévit à
Gottingue. Son histoire, recueillie par Rœ-
derer et Waggler, a été publiée par Wris-
berg. Cet ouvrage est bon à consulter pour
la partie descriptive ; on y retrouve toutes
les nuances sous lesquelles peut s'offrir la
gastro-entérite épidémique, depuis la simple
phlegmasie continue ou intermittente, jusqu'à l'angine pelliculaire ou aphtheuse. On
acquiert la certitude que, dans ce cas, toujours la membrane muqueuse des voies digestives est frappée la première. Son inflammation, plus ou moins profonde, est recon-
nue aux signes qui la caractérisent, aux
nombreuses sympathies qui en sont la conséquence, et aux désordres que décèlent les
nécropsies. Eh bien ! aveuglés par une théorie tout humorale, ces observateurs ne voient
que des mucosités, des saburres et des vers
à évacuer ; aussi, sous l'influence des vomi-
tifs, des purgatifs et des anthelmintiques, se
développe-t-il des accidens plus graves. La

maladie n'est jamais modifiée, ni arrêtée à son début, parce qu'on néglige la saignée; et, si quelques malades guérissent, c'est après avoir couru les dangers les plus grands.

Cependant, étonnés des accidens que la théorie dérobe à la vue des hommes prévenus ou peu attentifs, ils recommandent d'évacuer doucement et sans préjudice *pour le canal alimentaire.* Ils permettent même la saignée, *si la nature inflammatoire* de la maladie, le *tempérament pléthorique* du malade, y déterminent, une ou deux fois dans *le commencement* et *l'accroissement* de la maladie. Ils répètent ailleurs ce précepte, et ajoutent qu'une fois que la fièvre est allumée, on ne se sert jamais impunément des mercuriaux. Ils proscrivent, même dans ce cas, les amers, les anthelmintiques, les vésicatoires, qui augmentent plutôt le mal qu'ils ne l'arrêtent. Mais comment l'efficacité de la saignée, au début de la maladie, serait-elle appréciée, quand, le même jour, ce moyen est suivi d'un vomitif, ou celui-ci d'une saignée (histoire V et IX), qu'une seconde évacuation sanguine marche avec le nitre, le sel cathartique amer, l'extrait d'aloès, l'écorce du Pérou, etc. (histoire XIV)?

Opposons à ces revers les succès obtenus dans le traitement de la fièvre jaune, par l'application des principes que je défends.

Des documens récens sur la nature et le traitement de cette terrible maladie, recueillis à la Havane par le docteur Leriverend (1), prouvent jusqu'à l'évidence qu'elle n'est qu'une gastro-entérite épidémique, dont les symptômes, aggravés par la température, cèdent pourtant au traitement antiphlogistique employé dès le début; mais deviennent plus effrayans et presque toujours mortels sous l'influence du calomélas, du jalap, du quinquina, du camphre, etc.

Sur 188 malades traités par M. Leriverend, 166 ont guéri, et parmi les 22 morts, trois avaient pris le vomi-purgatif de Leroy, deux avaient été traités à bord par le capitaine, enfin quatre avaient été constamment ivres depuis leur arrivée à la Havane. Ainsi, ajoute l'auteur du *Coup-d'œil* sur cette colonie, les bienfaits de la médecine physiologique se font ressentir sous la zone torride, et son fondateur, quoique loin du théâtre où

____

(1) XIVe vol. des Annales de la médecine physiologique, page 671.

la fièvre jaune exerce ses ravages, nous a fait connaître son siége et le traitement qui lui convient. Le succès a répondu à la justesse des propositions 317, 318, 319, 320 et 321, consignées dans l'examen des doctrines.

Il serait fastidieux, pour prouver les vérités pratiques énoncées, de citer ici toutes les épidémies décrites sous diverses dénominations et qu'on peut rapporter à la gastro-entérite, je me contenterai, pour compléter ce tableau, de fixer l'attention du lecteur sur les épidémies d'Hippocrate. Ce célèbre médecin de l'antiquité comptait tant sur les effets de la nature, que, le plus souvent inactif, il attendait les crises : aussi remarque-t-on que des hémorragies spontanées et abondantes au début étaient toujours suivies d'une terminaison favorable (1). Les

______

(1) Epid., IIIᵉ livre, IIIᵉ section, 6ᵉ, 7ᵉ, 12ᵉ malades. Dans le même temps que l'esclave d'Atticus était atteint de phrénésie et de létargie, il régnait des gastro-entérites très-graves que des hémorragies nazales faisaient promptement avorter (lib. III, sect. IV). La femme d'Eumènes, et un jeune étranger qui saigna du nez trois jours de suite, en sont des exemples. On peut citer encore le malade qui, couché dans la

autres malades mouraient presque tous, ou n'échappaient à ce résultat funeste qu'après une lutte pénible et dangereuse : encore si l'angine se joignait par extension aux symptômes graves de la gastro-entérite, tous périssaient : *quos ego novi,* inquit Hippocrates, *omnes mortui sunt* (popularium ed. Vanderlinden).

Témoin de ces hémorrhagies salutaires, le médecin ne doit-il pas saisir cet avis de la nature et en conclure qu'ici la saignée est le premier moyen auquel on doive avoir recours.

En même temps que l'on remplit cette première indication (les saignées), on prescrit les boissons délayantes et le gargarisme pyrothonidé. Quand la maladie a marché; qu'on l'ait ou non attaquée par les saignées générales ou locales en temps opportun, on peut essayer l'emploi du nitrate d'argent fondu, et même, à la seconde ou troisième période, les stimulations de l'arrière-bouche avec l'alun ou l'acide hydrochlorique affaibli. Il faut

---

boutique d'un cordonnier, eut, dans un cas semblable, un saignement de nez considérable et guérit promptement. *(Ibid.)*

bien que ces moyens comptent quelques succès, pour avoir trouvé tant de prôneurs;
mais, je le répète, ils seront toujours super-
flus si, dès le début, la gastro-entérite est
combattue par les sangsues à l'épigastre ou
les saignées générales répétées.

Conclusions.

On peut conclure de tout ce qui précède :

1º Que l'angine maligne, gangréneuse ou
diphthéritique est toujours épidémique;

2º Qu'elle reconnaît pour causes l'absorption, par les surfaces de rapport, d'émanations
marécageuses putrides, et leur action sur la
membrane muqueuse des voies digestives;

3º Que cette lésion est exprimée par tous
les signes de la gastro-entérite aiguë; que
cette phlegmasie est susceptible d'une extension plus ou moins rapide vers l'isthme du
gosier; que c'est seulement alors qu'existe
l'angine;

4º Que, convenablement attaquée, jamais
elle ne s'étendrait au larynx pour produire
la suffocation; que le croup de M. Brétonneau est toujours l'effet de cette négligence,
et n'a d'autre similitude avec le croup pro-

prement dit; que le développement d'une concrétion membraniforme dans les voies aériennes; mais que l'étiologie, le mode d'invasion, la marche et le traitement diffèrent qu'exigent ces deux maladies, repoussent toute idée d'identité;

5° Que, s'il est des affections auxquelles on puisse rallier cette maladie, ce sont le typhus et les gastro-entérites épidémiques, puisqu'ils peuvent, comme je l'ai prouvé, se terminer par l'angine pelliculaire; qu'ils ont la même étiologie, le même mode d'invasion et de développement, et réclament le même traitement (la même chose peut être dite des phlegmasies cutanées épidémiques);

6° Qu'il serait beaucoup plus exact d'appliquer à la maladie, qui fait le sujet de ce mémoire, le nom de *gastro-entérite angineuse*.

Quelque imposans que soient les faits sur lesquels j'étaie l'opinion que je viens d'émettre, je ne serai point à l'abri des traits des ontologistes; mais je n'ai pas entrepris de convertir des fanatiques : c'est aux médecins de bonne foi que je m'adresse; qu'ils soient convaincus que j'ai cherché la vérité sans prévention. Ma plus douce récompense sera d'avoir éclairé un point important de pratique, et d'acquérir la certitude que j'ai été de quelque utilité à mes semblables. Cependant, pour que mon travail atteignît le but désiré, il faudrait que des mesures générales d'hygiène fissent disparaître les causes de ces épidémies meurtrières : je n'ai pu qu'indiquer ces causes ; c'est à l'administration supérieure à ordonner des moyens de salubrité dont l'exécution serait d'autant plus facile, qu'il y va de l'intérêt de nombreuses localités.

Assurer l'écoulement des eaux, empêcher leur stagnation, indiquer les lieux où doivent être assises les habitations, soumettre leur construction à des règles sanitaires dont on ne puisse s'écarter, surveiller le mode d'alimentation des habitans, procurer aux plus pauvres des vêtemens et autres moyens de se soustraire à l'action du froid et de l'humidité ; telles sont les précautions sans lesquelles on aura toujours à déplorer la mortalité effrayante qui désole certaines contrées de la France.

Espérons qu'au nombre des lois que l'on prépare pour assurer et régler la liberté politique des Français, on n'oubliera pas celles

qui contribueront à leur bonheur domestique
en les rendant robustes et sains.

Je viens de démontrer que l'angine maligne ou gangréneuse, décorée par M. Brétonneau du nom de croup épidémique ou
diphthérite, n'est qu'une gastro-entérite qui,
traitée à temps, n'a jamais la funeste terminaison si souvent observée dans le département d'Indre-et-Loire. On a dû se convain-
cre, par cette discussion, de l'immense avantage des procédés qu'emploie la doctrine
physiologique, pour obtenir des rapprochemens et éviter la confusion. Ici ce ne sont
point des hypothèses qui s'écroulent devant
la sévère observation, et dont la durée éphé-
mère atteste, chez leur auteur, plus d'ima-
gination que de sagacité ; ce sont des faits
dont l'expérience vient tous les jours confir-
mer la réalité.

Si j'avais fait mention de cette maladie
dans mon *Traité pratique du croup*, c'eût
été au chapitre qui traite des *caractères dif-
férentiels* des maladies qu'on peut confondre
avec celui-ci. Ce mémoire vient remplir cette
lacune.

Afin de compléter mieux encore mon travail, je joins ici l'analyse que je fis dans le

temps (Annales de la médecine physiologique, cahier de février 1829) d'un ouvrage
nouveau sur l'asthme convulsif des enfans,
intitulé : Essai sur la *pneumo-laryngalgie*,
ou asthme aigu; par L. Suchet, docteur-mé-
decin.

J'avais déjà fait ressortir la différence qui
existe entre cet asthme et le croup; mais
cette nouvelle discussion servira à éclairer
de plus en plus ce point important de pratique. Elle prouvera en outre que, non seulement ces deux maladies sont mal à propos
prises l'une pour l'autre, mais que de faux
principes en médecine conduisent à des erreurs plus grandes encore ; puisque l'auteur
de l'ouvrage dont je parle a confondu avec
l'asthme aigu une affection qui ne peut être
l'apanage de l'enfance.

DE L'ASTHME AIGU

OU CONVULSIF.

(*Analyse de l'Essai sur la* pneumo-laryngalgie.)

Le néologisme est un défaut dans toute espèce de littérature. On doit seulement y avoir recours quand les faits qu'on veut exprimer étant mieux observés, le mot nouveau fait disparaître une erreur. Ne sait-on pas que c'est à la faveur d'un langage médical surchargé de termes dont l'expérience n'avait pas consacré la sévérité de l'application, qu'à toutes les époques de la science se sont glissées, sur la nature des maladies, des opinions fausses abandonnées plus tard.

Un ou plusieurs symptômes généraux, dus à des causes différentes, ne peuvent servir à rallier, sous une même dénomination, des affections tout-à-fait distinctes par la lésion d'organes qui les produit. De là naîtrait une confusion dont la conséquence serait souvent dangereuse. Ce reproche peut être fait à M. Suchet : il rend public, sous le titre mod'este d'essai sur la *pneumo-laryngalgie*, un opuscule qui prouve qu'il ne s'était pas bien pénétré de l'importance du passage de Baglivi qu'il prend pour épigraphe : « *Prima basis* « *curandorum morborum est recta eorum-* « *dem cognitio atque debitum unius ab alio* « *discrimen* ».

La maladie que l'auteur nomme *pneumo-laryngalgie* est l'asthme aigu de Millar, ou asthme convulsif, etc.

Tout le monde convient que le mot asthme est très-vague, puisqu'une foule de causes peuvent occasionner la dyspnée; mais, avant de le remplacer, il fallait déterminer l'espèce de lésion à laquelle sont dus les symptômes violens et rapidement mortels de cette affection, quand elle n'est pas convenablement attaquée. Ce but n'a point été atteint jusqu'à présent; et, sous ce rapport, M. Suchet est loin d'avoir fait avancer la science. Il n'était donc pas en droit d'introduire une dénomination nouvelle pour désigner une maladie dont l'induction seule peut faire soupçonner la cause. Mais ce reproche porterait sur un motif léger en apparence, si, en lisant l'ouvrage de M. Suchet, on n'acquèrait la preuve qu'il ne contient d'observations d'asthme

aigu que celles empruntées de Millar et de
M. Double. Les quatre qui lui appartiennent
sont étrangères à cette espèce de maladie,
comme il me sera facile de le prouver.

Établissons d'abord les signes auxquels on
reconnaît l'asthme aigu des enfans. Il attaque ordinairement ceux qui n'ont pas encore sept ans : quelques auteurs, cependant,
admettent qu'on a vu des femmes et des
vieillards, se rapprochant le plus de l'enfance
par leur tempérament, en être atteints (1).
L'invasion est brusque : le premier signe est
une constriction plus ou moins considérable
du thorax et du larynx; un lien de fer paraît
s'opposer au jeu des organes de la respiration. Celle-ci est courte, précipitée, et ressemble à une suite d'expirations plaintives;

(1) Je ne contesterai point cette assertion, puisque
j'ai observé le croup chez quelques adultes, quoique
en général il ne sévisse que contre les enfans de douze
ans au plus. Cependant, en vingt-quatre ans de pratique, j'ai vu six fois l'asthme aigu, et toujours sur
des enfans très-jeunes : on peut donc, sans mériter
d'être taxé d'incrédulité, douter que, quatre fois
en quelques années, cette maladie se soit offerte à
M. Suchet, et toujours sur des filles de dix-sept à
vingt-trois ans, toutes robustes et d'un tempérament
sanguin.

l'anxiété est extrême, la toux est sèche ou nulle; la face pâle ou injectée, selon l'époque et la durée de la maladie; le pouls est très-variable; la déglutition est ordinairement facile. Il existe quelquefois des mouvemens convulsifs des membres; mais les muscles de l'appareil respiratoire sont plus particulièrement frappés. L'enfant peut périr au premier accès, s'il n'est secouru; il peut en éprouver plusieurs revenant à des intervalles plus ou moins éloignés et constituant une véritable intermittence. Aucune nécroscopie bien faite n'a éclairé l'étiologie de l'asthme aigu; il a beaucoup d'analogie avec le tétanos, comme je l'ai dit ailleurs. (*Traité pratique du Croup; par* F.-P. ÉMANGARD, 1827.)

. Maintenant, rappelons les symptômes observés chez les quatre malades de M. Suchet.

La première est une fille de vingt-trois ans, d'un tempérament sanguin, pléthorique, sujette aux angines et à la *ménorrhagie active.* Elle est subitement atteinte d'anorexie; dyspnée, toux très-forte, fréquente, avec titillation dans le trajet de la trachée et du larynx; *efforts inouïs* pour expectorer *avec douleur* une abondante quantité de *mucosités visqueuses ;* soulagement après l'expulsion, par la bouche et les fosses nasales, de petits morceaux de *sang noir coagulé, unis au même liquide à l'état fluide.* C'est deux jours après cette invasion que le médecin est consulté : alors exaspération des symptômes antécédens, *rougeur des pommettes,* horripilations vagues, pouls naturel, insomnie pendant la nuit, toux plus violente. (Diète, limonade végétale.)

Troisième jour, voix très-altérée, pouls plein (saignée copieuse du bras droit), soulagement notable; vers le soir, anxiété extrême, même violence de toux, oppression, chaleur brûlante au larynx, face animée, pouls encore plus développé, plus d'expectoration sanguine, *aphonie.* Peu après, et momentanément, acte respiratoire plus libre, sensibilité de la paroi droite de la poitrine.

Quatrième jour, soif vive, *délire,* application de *cinq sangsues* dans la région laryngée; cessation de l'aphonie pendant un quart d'heure; respiration *lente* et *rare,* constriction des parois antérieures de la poitrine, orthopnée, *gêne très-grande de la déglutition.*

Depuis le cinquième jour, où la respiration *devient facile*, jusqu'au trente-quatrième, les symptômes prédominans sont *insomnie*, douleurs de poitrine et de jambes, toux sèche plus ou moins fréquente, de la *raucité* dans la voix par intervalle, *nausées*, *vertiges*, toux sèche qui survit encore long-temps aux premiers symptômes.

Cette observation n'est point celle d'un asthme aigu, mais bien d'une pléthore pulmonaire qu'il aurait fallu combattre par des saignées répétées. La dyspnée appartenait ici bien évidemment à cette congestion. La toux, les crachats sanguinolens, le tempérament éminemment sanguin de la malade, les angines, les ménorrhagies auxquelles elle est sujette, la rougeur des pommettes, tous ces accidens sont bien ceux d'une congestion considérable de l'appareil respiratoire ou d'une hémorragie imminente, surtout si l'on a égard au sentiment de titillation dans le larynx et la trachée. Jusqu'ici je ne vois rien qui ressemble au spasme, et je ne pense pas qu'on ait besoin de ce mot pour expliquer les symptômes qui viennent d'être rapportés.

La malade est saignée le troisième jour, avec soulagement notable; les symptômes qui se reproduisent le soir , l'*aphonie* qui vient s'y joindre , indiquaient la nécessité d'une seconde saignée qu'on ne fit pas. Le quatrième jour, le *délire* s'unit à ce cortège d'accidens graves. Que fait-on pour y remédier? On applique *cinq sangsues* à la région du larynx. Ce moyen, ridicule en pareil cas, fait pourtant cesser l'aphonie pendant un quart d'heure. C'est alors que se développe *la constriction* de la poitrine et du canal de la respiration , *la convulsion* du muscle occipito-frontal et des muscles des yeux , *la raucité* de la voix et les douleurs pectorales.

Qui ne voit dans cette espèce de superfétation le résultat de la négligence de saignées assez nombreuses ; c'est-à-dire un développement de symptômes hystériques ? Cette étiologie est d'autant plus admissible que, chez cette fille , l'utérus était le siége d'une irritation habituelle , manifestée par des ménorrhagies fréquentes.

Le sujet de la septième observation (seconde de l'auteur) , est une fille de dix-huit ans, tempérament sanguin, forte complexion, bien menstruée.

Le 19 octobre 1824, *gaieté* presque *ex-*

travagante et *inaccoutumée ;* toux sèche, fréquente ; gêne de la respiration, léger chatouillement de la membrane muqueuse du larynx. Le médecin est appelé le 21 , époque à laquelle la malade n'avait pas cessé de vaquer à ses occupations ordinaires. Le pouls est dans l'état normal. Le 22, retour des symptômes antécédens , vive chaleur au larynx , respiration *aucunement* bruyante , urines rares. (Dix sangsues au cou , etc.) Pendant la nuit , dyspnée.

Le 23 , toux rare , *gaieté ,* appétence. A midi , serrement très-douloureux de tous les organes respiratoires, notamment du larynx; plus de toux , *cris continuels ,* agitations , anxiété extrême , *gonflement des veines jugulaires ,* face colorée , pouls irrégulier , langue blanchâtre. *(Potion avec éther et assa-fœtida.)* Cessation complète des symptômes antécédens.

Accès d'une heure le 24 au matin , constriction si violente du larynx que la malade pousse les cris les plus aigus. A quatre heures et à sept heures du soir , paroxysmes pareils. *(Saignée.)*

Le 25 , *accès* aussi souvent répétés , aussi violens , mais ne durant qu'un quart d'heure ou une demi-heure au plus. Le 26, convulsions du bras droit, puis des deux simultanément; enfin cet état diminue graduellement et a cessé totalement le 30.

Huitième observation (troisième de l'auteur). Sœur de la précédente, 17 ans, non menstruée, tempérament sanguin, embonpoint.

18 octobre 1825, *hilarité insolite ;* après quelques heures, toux fréquente, légère dyspnée, faible contraction des muscles antérieurs du cou, convulsions fugaces et peu intenses des membres pectoraux, retour de ces symptômes deux ou trois fois dans la nuit.

19, fixation des spasmes aux deux épaules et aux doigts, constriction de la partie supérieure des parois de la poitrine et persistance de celle du larynx.

20, *idem.* 21, diminution progressive des accidens.

Neuvième observation (quatrième de l'auteur). 22 ans, tempérament sanguin, embonpoint remarquable, *suppression des menstrues* peu après leur apparition. A la suite d'une forte émotion, serrement violent et spasmodique des parois de la poitrine et du

conduit aérifère, chaleur vive du larynx, orthopnée, agitations, efforts continuels et
très-pénibles pour faire pénétrer l'air dans
les bronches, *toux croissante* et très-fré-
quente, *dysphagie, cris aigus, coloration*
de la face et du cou en rouge violet, *tumé-*
faction de ces parties, pouls serré et irrégulier. *(Saignée du bras, pédiluves sinapisés,*
potion avec éther et acétate de morphine.)
Suspension des phénomènes morbides.

Le 26, retour des accidens. A dix heures
du soir, respiration libre, réapparition des
règles. Légères contractions convulsives de
l'extrémité supérieure gauche. Le 27, *dou-*
leur profonde du même membre, qui cède à
une friction éthérée et anodine.

Nouvel accès le 7 mai 1828, qui cède à des
frictions hypnotiques.

Le 26, mêmes phénomènes morbides, épis-
taxis le matin, sensation légère de constriction au cou et à la poitrine, nausées. Le 28,
à midi, respiration pénible, serrement dou-
loureux à la base du thorax ; les fonctions
du larynx sont libres.

Maintenant, si nous rallions le tempérament
sanguin, la constitution forte, le sexe, la
continence, aux nombreuses causes tant phy-

siques que morales d'irritation de l'utérus ; si nous considérons les ménorrhagies (sixième observation), les suppressions de règles (neuvième observation), la difficulté d'une première éruption menstruelle (huitième observation) comme exprimant cette irritation ; en nous rappelant les nombreuses sympathies de l'utérus avec le cerveau, l'estomac, le larynx, etc., nous expliquerons facilement les gaietés folles sans motif (septième et huitième observations), le délire (sixième observation), l'insomnie, *la dysphagie*, l'état convulsif des muscles de relation, les douleurs fixes et erratiques, les nausées, et les variations de la voix et de la toux depuis la raucité jusqu'à l'aphonie.

Rapprochons, comme point de comparaison, la description générale de l'hystérie au premier degré, donnée par les écrivains qui ont traité ce sujet, et dont les vrais praticiens ont pu vérifier l'exactitude, et nous serons convaincus que M. Suchet a décrit cette maladie quand il croyait nous donner des observations d'asthme aigu. Quelquefois *ris* ou pleurs *insolites* sans cause, comme sentiment d'une boule ou d'une *constriction* à l'*épigastre*, au *thorax* et surtout au *la-*

rynx, *étranglement*, *froid glacial* ou *chaleur vive*, *gonflement du cou* et de la poitrine, *mouvemens convulsifs* dans les membres, souvent sorte de trismus, *douleurs
locales quelquefois insupportables*, *variétés
infinies* dans la production de la voix, terminaison très-rarement funeste, n'opposât-
on à ces accès aucun moyen thérapeutique.

Mais, dira-t-on, qu'importe que le point
de départ de l'irritation soit l'utérus ou un
autre organe, puisque quelques symptômes
analogues sont produits dans les deux maladies? Je répondrai que la différence consiste
dans la cause organique, d'où pronostic et
traitement différens. La terminaison de l'hystérie n'est presque jamais funeste, tandis que
l'asthme aigu, s'il n'est convenablement at-
taqué, est très-souvent mortel. Il ne frappe
ordinairement que les enfans, quel que soit
le sexe; son invasion est brusque et sans
prodrômes appréciables. L'hystérie peut être
prévue dans la plupart des cas et n'attaque
que les femmes pubères, ou celles dont la
menstruation s'établit difficilement.

Le premier symptôme observé dans l'asthme
aigu est la dyspnée convulsive : d'autres signes précèdent et annoncent un accès d'hys-

térie ; la difficulté de respirer est souvent nulle au commencement de celui-ci, elle ne devient pénible qu'à son summum d'intensité, et, que l'on combatte ou non cet accident, il est ordinairement sans danger.

Il existe donc dans la cause matérielle de ces deux maladies, ou plutôt dans leur cause organique, une différence telle qu'elles ne peuvent être confondues dans un cadre nosologique.

Si l'auteur a commis cette erreur, quoique Millar l'eût averti qu'elle était possible, ce n'est pas faute d'érudition, si l'on en juge par les citations qu'il fait ; car il nomme depuis Hippocrate jusqu'à M. Gardien. Il explore tous les dictionnaires de médecine, et affirme que « nul de ces importans recueils « n'est le fruit de la pratique. » Il prétend que les deux cas d'asthme aigu rapportés par M. Double, et les quatre qu'il a recueillis depuis, sont les seuls qui aient enrichi la littérature médicale française. M. Suchet, à ce qu'il paraît, n'a pas connu l'existence de mon *Traité pratique du croup*, dans lequel six exemples d'asthme convulsif des enfans, sont consignés, quoiqu'il ait fait usage, dit-il, de tous les ouvrages qu'il a pu se procurer. Il se console cependant si son travail est incomplet sous le rapport bibliographique, et espère qu'il le sera un peu moins sous les autres. Le lecteur jugera jusqu'à quel point les espérances de l'auteur sont fondées, surtout quand il verra que les observations de celui-ci sont présentées comme identiques avec le croup (page 47) (1); quoiqu'il dise plus loin (page 61) qu'il existe entre les symptômes pathognomoniques de celui-ci et ceux de l'asthme aigu une grande dissemblance. C'est à cette occasion qu'il entasse sans ordre tous les signes de croup trouvés dans les livres, sans indiquer l'époque de l'accès où ils apparaissent; qu'il s'étaie des parallèles des auteurs qui ont établi cette dissemblance, comme s'il s'attachait à mieux prouver qu'il est en contradiction avec lui-même.

Je ne parlerai pas de la durée qu'attribue M. Suchet à l'asthme aigu, de son pronostic, de sa terminaison, puisque les règles qu'il

____

(1) C'est sans doute parce que, avec certains médecins, il attribue la dyspnée dans le croup au spasme et non à l'inflammation. Cette opinion a été combattue avec succès et n'est plus admise par les vrais observateurs.

pose sont déduites d'observations qui n'é-
taient pas l'asthme aigu des enfans. Cependant il range avec raison celui-ci parmi les affections spasmodiques, et pense que les nécroscopies ultérieures n'apprendront rien sur sa nature.

En effet, les désordres que quelques praticiens ont observés dans le poumon ne peuvent servir à éclairer l'étiologie de cette maladie. La gêne de l'acte respiratoire dépend plutôt ici de la convulsion des muscles thoraciques et laryngiens; de manière que les congestions ou autres lésions pectorales, dont l'autopsie décélerait l'existence, ne seraient qu'effet, et non cause.

L'asthme aigu dépend bien évidemment d'une irritation de l'appareil cérébro-spinal, qu'elle soit idiopathique ou sympathique. Le travail de la dentition, l'excitation des voies digestives, en réagissant sur un cerveau très-irritable, peuvent donner lieu aux accidens qui caractérisent l'asthme convulsif, et conduire très-promptement à la mort le sujet qui en est atteint (1); car, comme l'a fait

____

(1) Il y a quelques années, un enfant d'un an fut

6.

remarquer M. Broussais, « le cerveau peut
« devenir tellement irritable, que telle sti-
« mulation qui serait à peine aperçue dans
« l'état-normal, devienne cause de sensa-
« tions et de mouvemens extraordinaires qui
« constituent de véritables névroses. Dans
« cette idiosyncrasie, l'inflammation devient
« très-difficile, comme si toutes les stimu-
« lations se dissipaient par les mouvemens
« nerveux qu'elles déterminent ». C'est sans
doute par cette raison que l'opium a des succès si constans dans le traitement de cette affection, et qu'on est rarement obligé d'avoir
recours aux saignées. Cependant il est possible, il est même probable que, lors d'une
terminaison funeste, l'irritation encéphalo-
rachidienne, qui n'est pas encore une inflammation, quand déjà elle produit des con-

pris, au milieu de la nuit, d'une dyspnée considérable, avec toux sèche. Il se trouvait à trois lieues
de la ville que j'habite; quatre heures s'étaient à peine
écoulées quand j'arrivai, et l'enfant avait cessé de
vivre. Le père, très-bon observateur, me fit un tableau tellement exact des symptômes dont il avait été
témoin, que je ne doutai pas que son fils n'eût succombé à un accès d'asthme aigu.

vulsions, le devient, si plusieurs accès se succèdent, ou si l'un d'eux est assez grave pour causer la mort. Ce serait donc vers l'appareil cérébro-spinal que devrait être dirigée l'investigation : les auteurs n'ont interrogé que les voies aériennes.

Mais une circonstance qui n'aurait pas dû échapper à l'auteur de l'Essai et aurait pu rectifier son jugement, c'est que l'asthme aigu, qui, suivant tous les observateurs, n'attaque ordinairement que les enfans de l'âge le plus tendre, a montré une préférence marquée pour quatre grandes filles, fortes, sanguines, dont la plus jeune avait dix-sept ans. Comment se fait-il que, soumis aux mêmes influences, tous les enfans du Châlonais aient été exempts d'une maladie à laquelle ils ont plus de prédisposition que des femmes robustes ? « Je me suis informé, dit M. Suchet, d'un grand nombre de mes confrères, « s'ils avaient observé cette névrose de l'appareil respiratoire ; tous m'ont répondu « négativement. » C'est que les confrères n'ont pas pris des accès d'hystérie pour l'asthme aigu des enfans.

Je m'appesantirai peu sur le traitement que

propose M. Suchet. Comme il est une conséquence de ses observations particulières,
et que j'ai prouvé qu'elles ne pouvaient pas,
dans un cadre nosologique, être ralliées à
l'asthme aigu, aucune induction raisonnable ne peut être tirée de ses succès. Au sur-
plus, il a mis tout à contribution : saignées,
camphre, éther, assa-fœtida, sulfate de
quinine, musc, eau de menthe, de laitue,
opium, vésicatoires, pédiluves, sinapismes,
linimens éthérés, camphrés, opiacés, etc.
Tout autre médecin eut conseillé le mariage
à ces quatre malades, moyen plus efficace
que tous les prophylactiques pour s'opposer
au retour des accès hystériques.

L'invasion, la marche de l'asthme aigu
étant brusques et rapides, il est important
de trouver un moyen dont la promptitude
d'action arrête une maladie qui peut devenir
mortelle en quelques instans; celui qui m'a
toujours réussi est l'opium à forte dose.
Quand les accidens continuent malgré l'emploi de ce médicament, ou lorsque, le médecin ayant été appelé trop tard, l'injection
de la face annonce qu'une congestion est imminente, des sangsues à la région occipitale

et le long du rachisme paraissent indiquées ;
et cette opinion est fondée sur le raisonne-
ment que je faisais plus haut, et sur l'analogie de l'asthme aigu avec le tétanos.

Toutes les fois que l'irritation cérébrale
sera idïopathique, ou que cette exaltation
sera déterminée par une cause peu considérable, cette thérapeutique doit être cou-
ronnée de succès dans le plus grand nombre
des cas. Mais si des signes de gastro-entérite
annonçaient que l'irritation encéphalique,
déterminant les convulsions de l'appareil respiratoire, n'est que sympathique, il serait
rationnel de calmer la phlegmasie gastrique
avant d'avoir recours aux autres moyens. Ce
serait le cas d'une application de sangsues à
l'épigastre.

Comme l'examen critique que je viens de
faire de l'ouvrage de M. Suchet pourrait pa-
raître trop sévère, j'engage les praticiens à
lire cette production ; ils jugeront eux-mêmes
si cet Essai est un coup de maître.

Je ne serais point entré dans tous les dé-
tails qu'exigeait une semblable discussion,
mais il fallait prouver que la médecine physiologique évite les *quiproquo* auxquels con-

duit l'ontologie. C'est par une étude appro-
fondie des lésions d'organes que notre doctrine sait arriver à l'étiologie des maladies;
aussi la science du pronostic et le traitement
reposent-ils sur des bases dont l'expérience
vient tous les jours proclamer la solidité.

FIN.

www.ingramcontent.com/pod-product-compliance
Ingram Content Group UK Ltd.
Pitfield, Milton Keynes, MK11 3LW, UK
UKHW020927120726
13693UKWH00003B/1184